タキミカ体操

瀧島未香 著
中沢智治 監修

日本最高齢インストラクターの「心まで若返る」生き方レッスン

サンマーク出版

はじめに

はじめまして。瀧《たき》島《しま》未《み》香《か》と申します。
まわりの皆さんからは
「タキミカさん」と呼ばれることが多いです。

昭和6年、
西暦で言えば1931年の1月15日に
東京の品川あたりで生まれ育ちました。

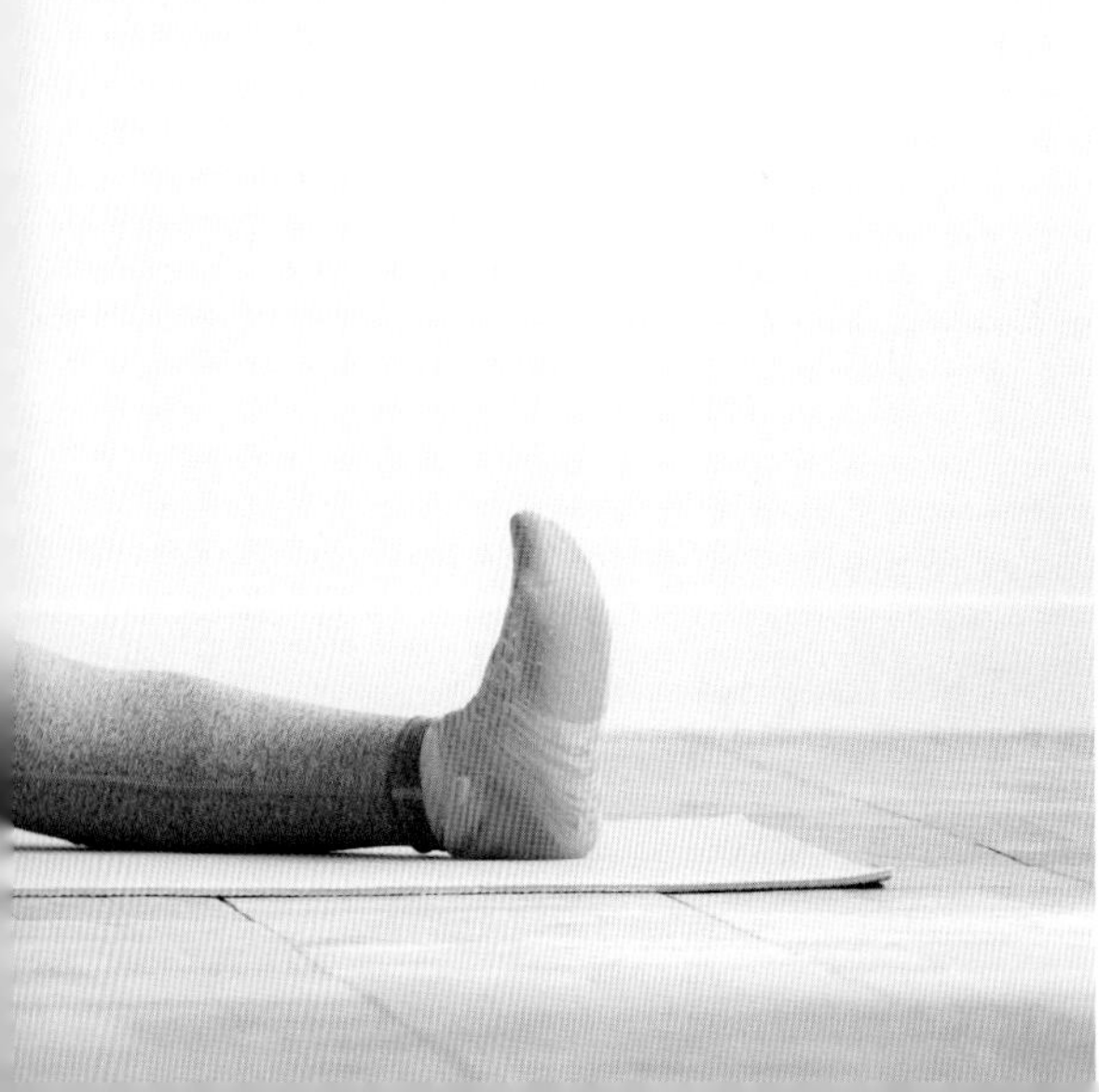

結婚後は、子育てをしながら40年くらい、
専業主婦をしていました。

現在は、子供たちもそれぞれ独立して、
夫との2人暮らしを楽しんでいます。

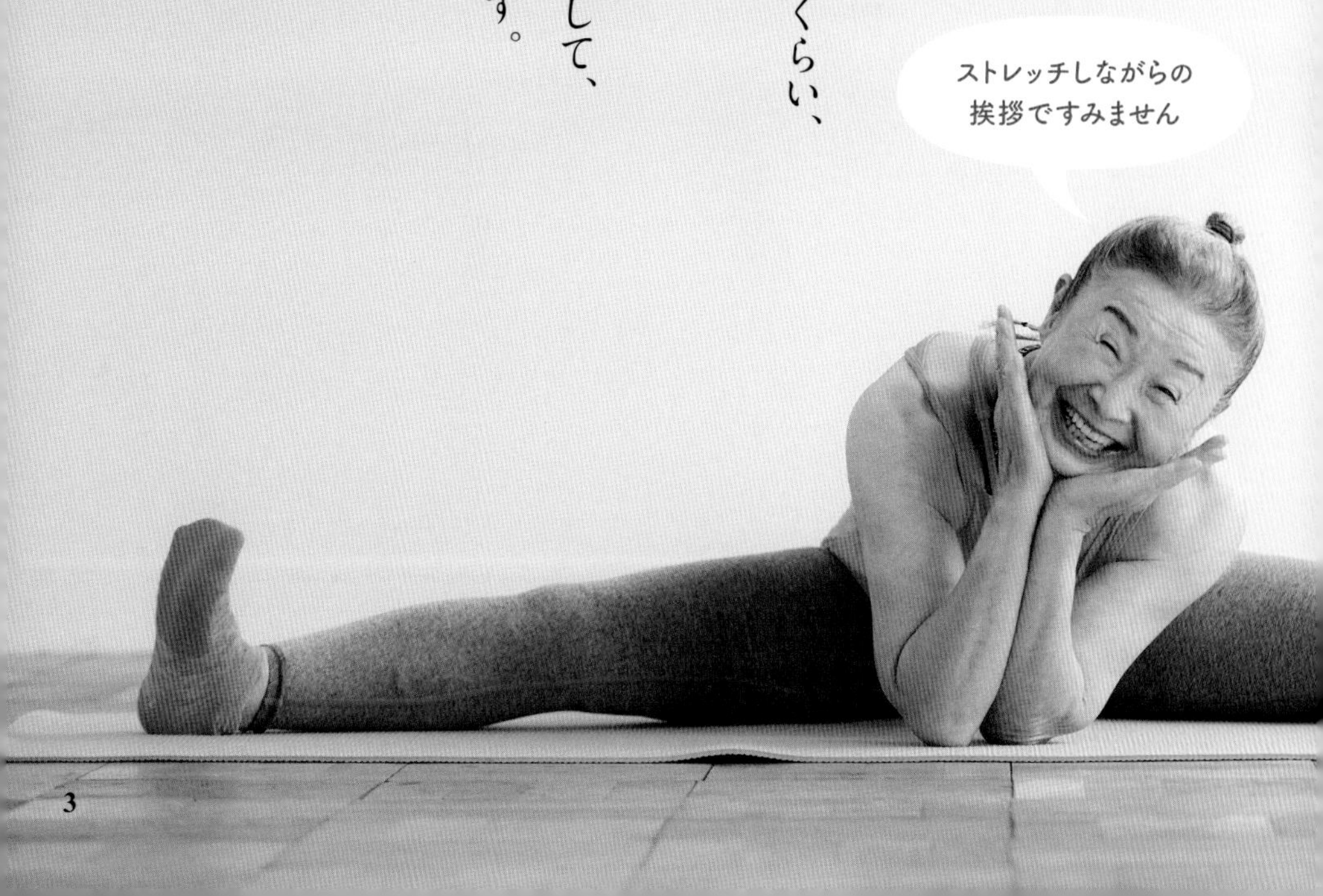

現在、**90歳**。
日本最高齢のフィットネスインストラクターとして
活動をしています。

どんな人だってできる――
何歳からだって始められる――

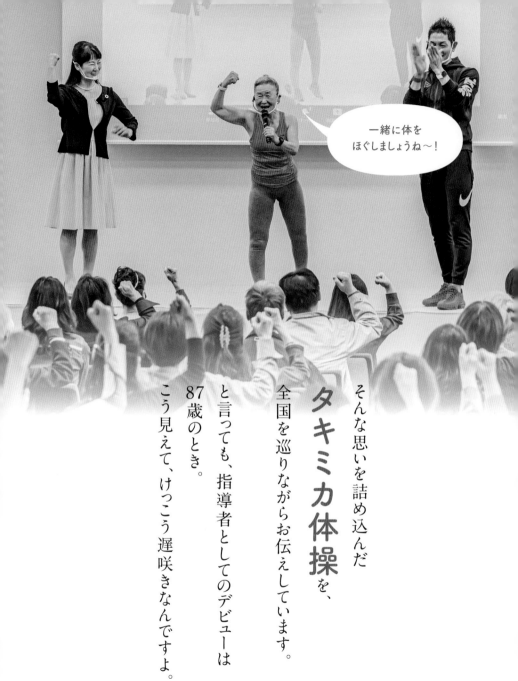

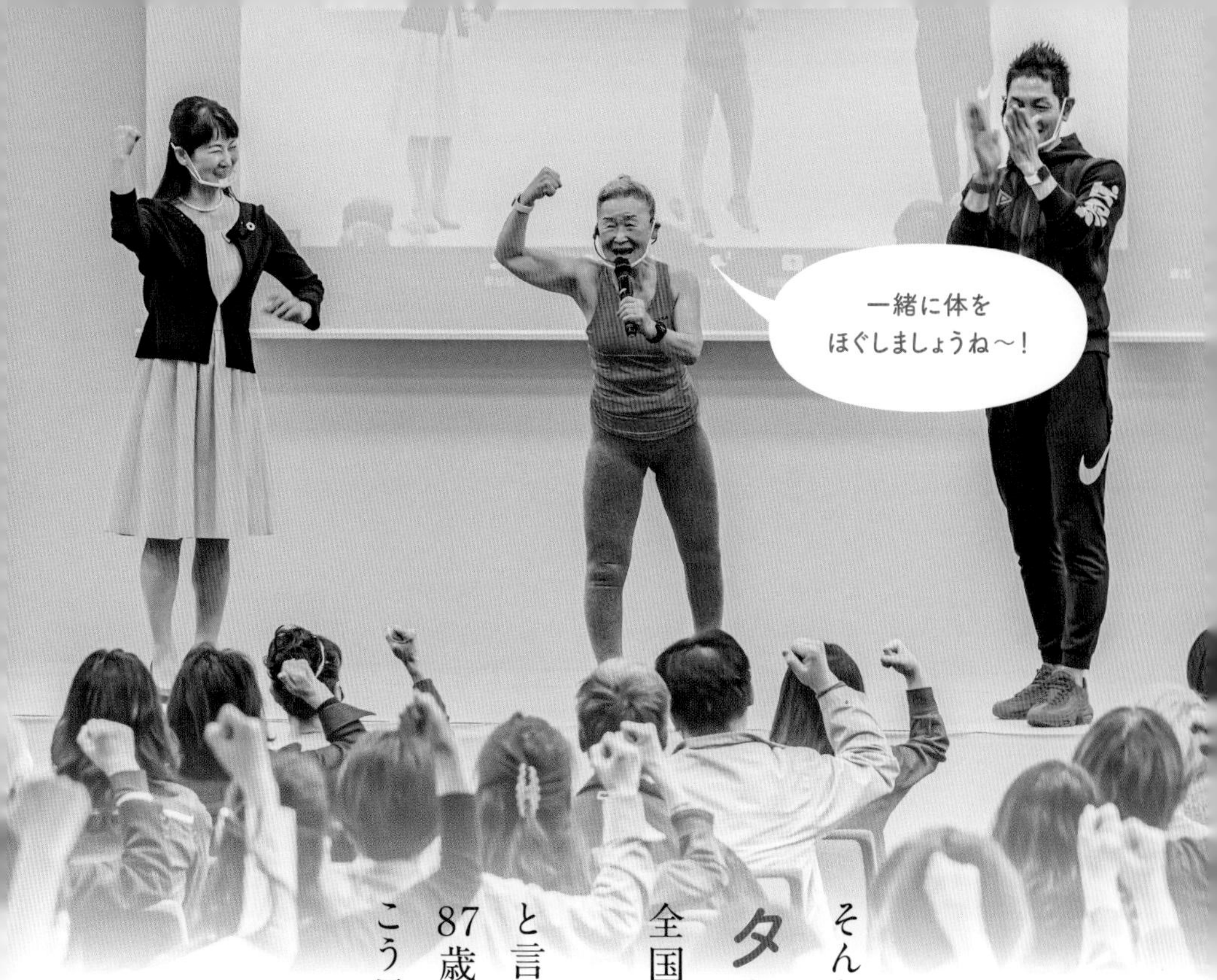

そんな思いを詰め込んだ
タキミカ体操を、
全国を巡りながらお伝えしています。
と言っても、指導者としてのデビューは
87歳のとき。
こう見えて、けっこう遅咲きなんですよ。

昔から運動神経がよかったんですか、
と聞かれますが、全然そんなことはありません。
だって、

初めて「運動」というものを体験したのは
65歳のときですからね。

運動らしい経験と言えば、
戦争中に練習した「バケツリレー」くらいかしら。
あとは、子供たちをおんぶして子育てした程度で、
それまでは完全に〝経験値ゼロ〟でした。

65歳のある日、家でお菓子を食べていたら、
「最近ママ、太ったんじゃないの？」と

娘が詰め寄ってきたんです。
それで、心配になった夫が、
私をフィットネスジムへ連れていったの。
いま考えると、ちょっと強引よね（笑）
でもそのおかげで「運動」の楽しさに
目覚めちゃいました。

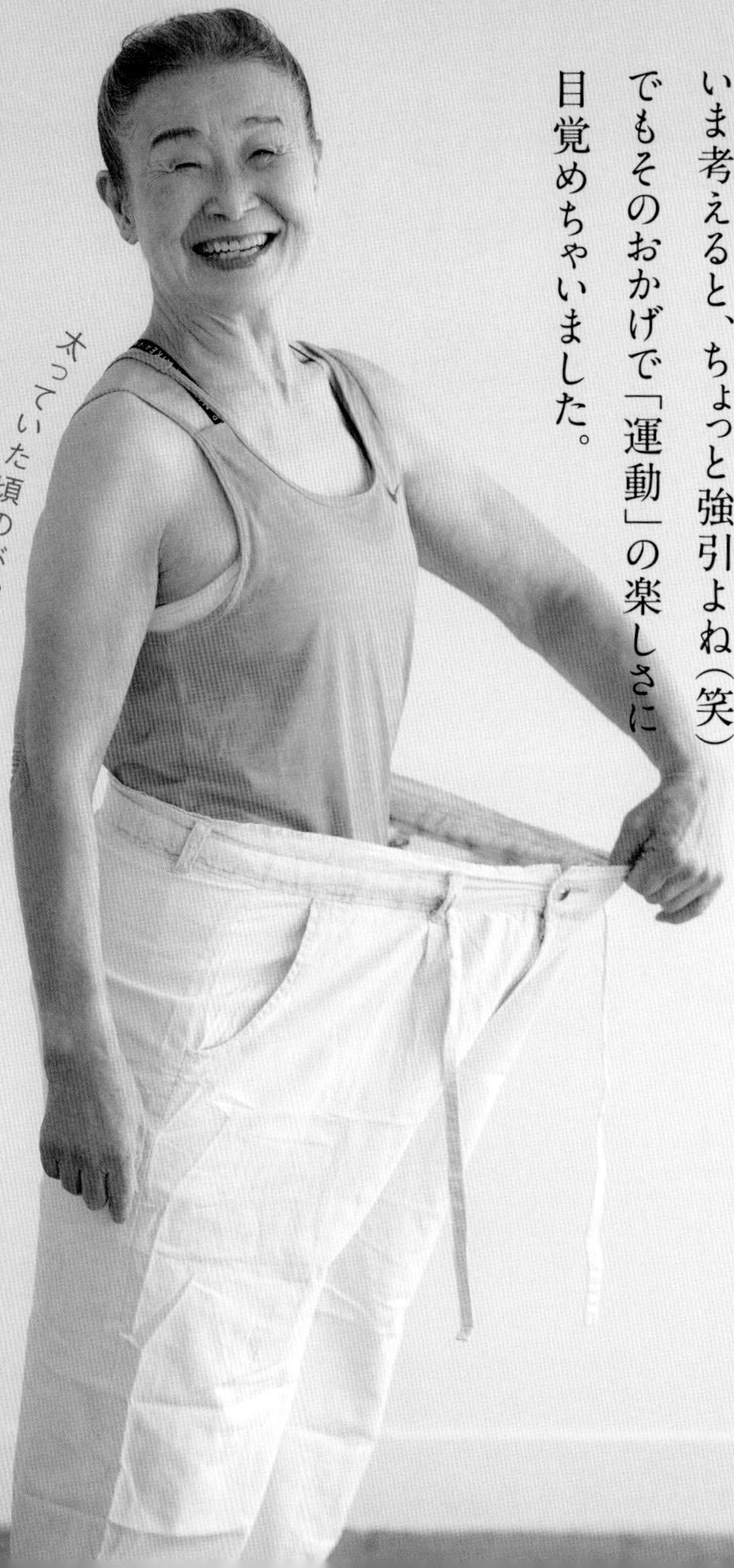

太っていた頃のぶかぶかズボン

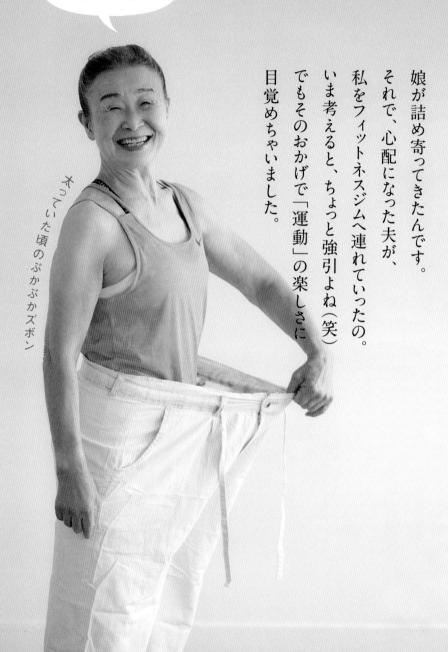

最近は、テレビや雑誌に出演させていただく機会が増えました。
そして、それを見た方々から、
「私もタキミカさんみたいになれますか?」という、
メッセージをいただきます。
おうち時間が増えたためか、
還暦や定年を迎えたシニアだけでなく、
20~40代でも、将来の健康が不安な人は多いみたいです。
還暦と言ったって、私からすると30歳も若いんですよ。
はっきり言って**60歳なんて赤ん坊みたいな年頃ね。**
もっと若い人は、生まれてもいないことになっちゃうかしら(笑)

だから、皆さん、大丈夫に決まっています。
「私みたいになれる」のではなくて、
「私以上になれる」に決まっていますよ。

何かを始めるのに、
遅すぎるなんてこと、決してありません。

いま始めてもいいし、明日始めてもいいのよ。

私だってそう。
これからの人生で、いまがいちばん若いのだから。
決してあきらめてはダメですよ。

「初めて」のことなんて、生きていれば山ほどあります。
だから、何かにトライすることを怖がらないでほしいの。
ほら、見て。私だって「初めて」のときは、なんにもできなかったのよ。

65歳……ジムに通って初めての運動
70歳……ベターッと開脚ストレッチに初挑戦（3年後に成功）
72歳……水泳とマラソンに初挑戦
74歳……憧れのフラダンスを始める
80歳……バーベル上げのトレーニングに初挑戦
87歳……フィットネスインストラクターとしてデビュー
88歳……人生で初めて縄跳びに挑戦

89歳……初めての「つけまつ毛」体験
スマホでSNSに初めて投稿
初の「国際レッスン」体験
90歳……初めて本気で歌のレッスン

小さなことから、大きなことまで、
新しいことっていつもドキドキしちゃう。気持ちも若返るわ。
特に、74歳で出会ったフラダンスは、私の生きがいにもなっています。
そして今は「英語」が話したくて、自己紹介の特訓中です。
いつかは、海外でレッスンもしてみたいの。

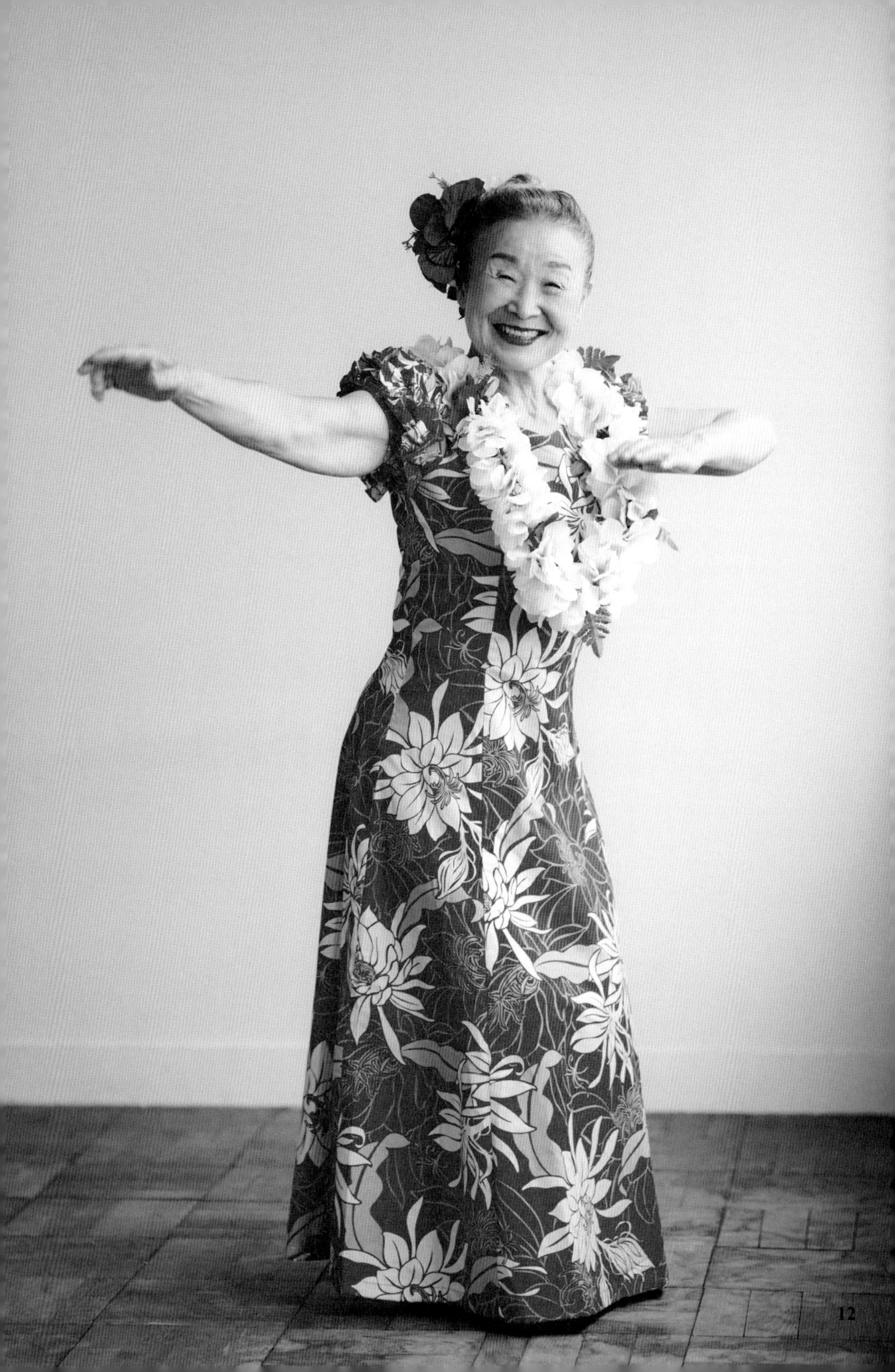

生きているだけで、あなたはカンペキ

そんなこんなで、おかげさまで90歳の今、
自分史上、もっとも動ける状態になれています。

だから、ひとこと言わせてほしいの。
年齢は、ただの数字です。

数字は単なる記号よ。
あなたの味方ではないし、敵でもないわ。
あなたのいちばんの味方は、あなた自身なんですから。

数字なんかに振り回されて、限界だって思ってはダメよ。
自分をもっと応援してあげましょうね。
そうすれば、きっとあなたは、
これからなんだってできるわ。

2020年以降、世界ではツライことがたくさん起こりました。
今でも本当に大変な人はいらっしゃいます。
だけど、これを読んでくださっているあなたがそこに生きていてくれるだけで、
私は、
「まだまだ、だいじょうぶよ!」
と、声を大にして言いたいの。

「本当の戦争」も経験してきた私には、直感的にわかります。

まだまだ、この世界は大丈夫だって。

めげてしまうときはありますし、力が出ないときもありますよ。
生きてるんですもの、一筋縄《ひとすじなわ》ではいかないわ。

でもね、聞いてくださる？
心がポキッと折れたっていいのよ。
それでも、あきらめなければ、折れた心はいつの間にか立ち直ってゆくの。
前よりも、丈夫な心になって。
あなたを支えてくれるはずよ。
大きなことを言ってると笑われてしまうかもしれませんけれど、タキミカ体操を
お伝えしていく中で、そんな風に一人ひとりが元気になっていって、

世界から「あきらめた」をなくすことが、私の夢です。

そのためにはまず、皆さんの心と体をほぐして、元気にしないといけませんよね。

心が動けば、体も動きます。
体が動けば、心も動きます。

本書でご紹介する【タキミカ体操】や私のお話が、その一助になれば、これ以上の喜びはありません。

瀧島未香

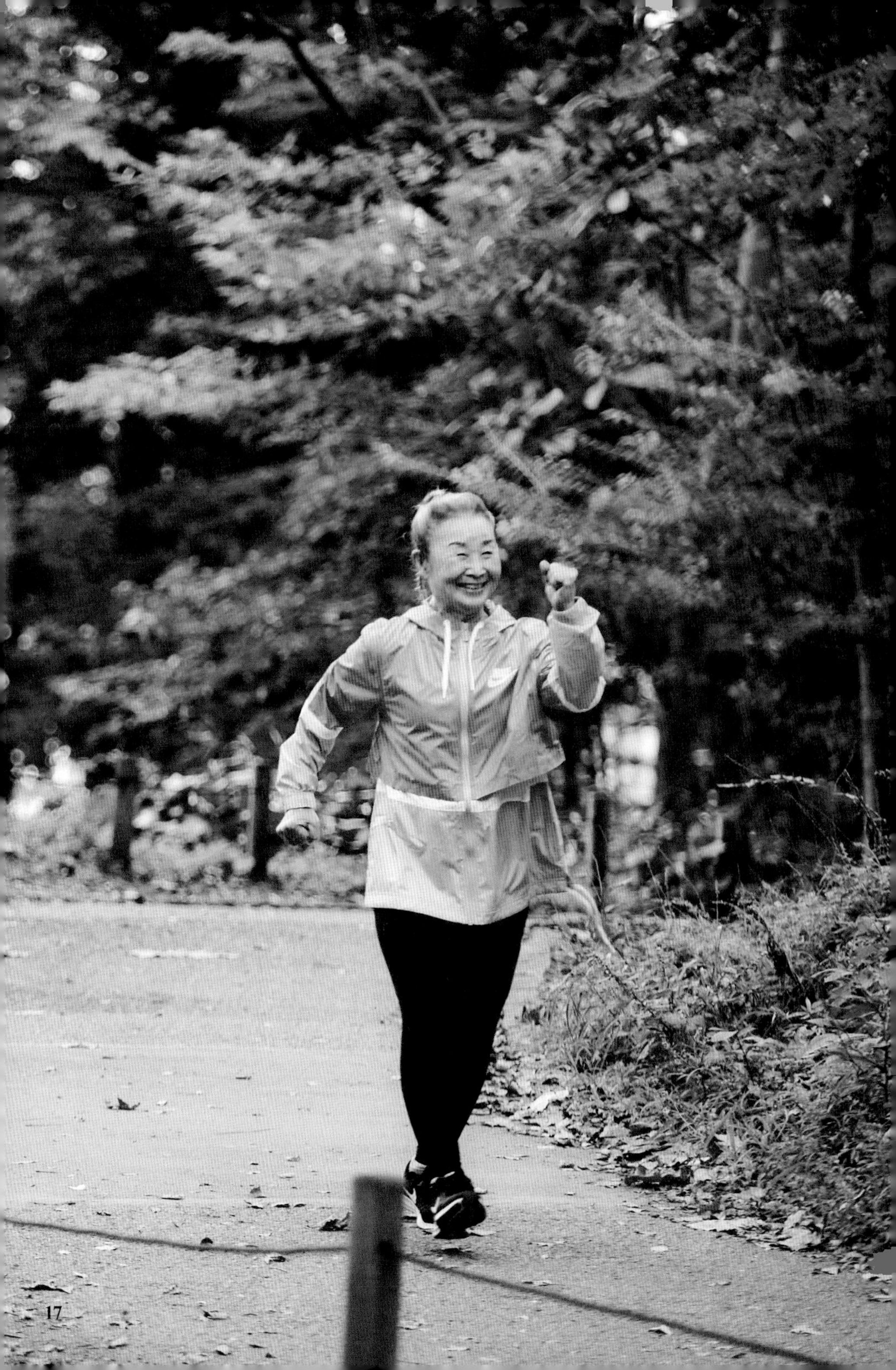

What is Takimika's Gymnastics?

タキミカ体操

って？

タキミカ体操とは、

「何歳からでも始められる」

「運動経験がなくても続けられる」体操です。

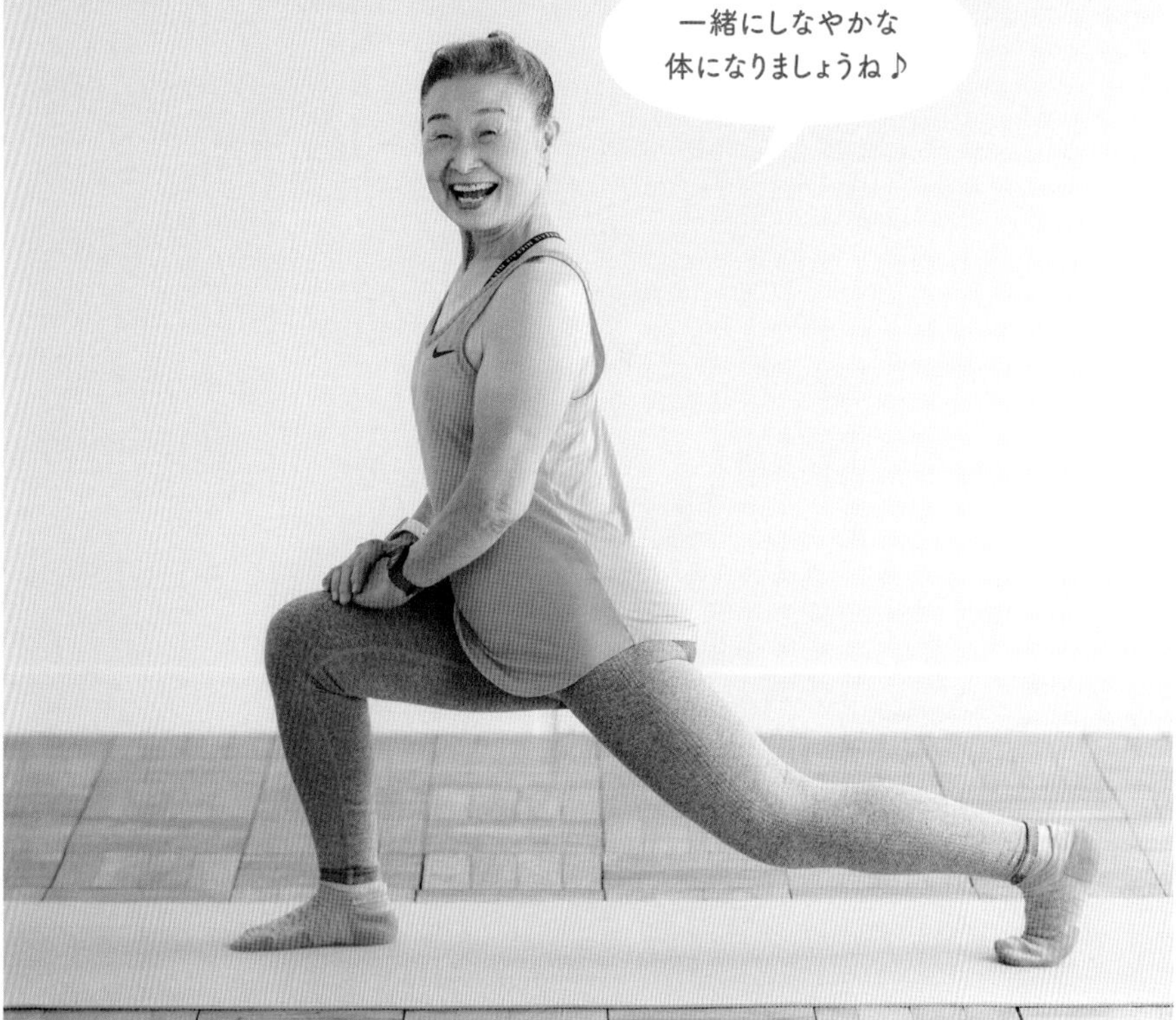

まったく運動したことがなかった自分自身の経験をもとに、タキミカの師であるパーソナルトレーナーの中沢智治《なかざわともはる》先生と一緒に考案しました。9歳のお子さんから、私と同世代の90代の方まで、誰でも無理なく続けられる内容になっています（できる方なら100歳でももちろんOKです！）。

さらに、わずかな体操で最大の効果を生むべく、全身くまなくほぐして鍛えられる体操を厳選しています。コンセプトは次の3点です。

① 肩甲骨《けんこうこつ》、背骨、股関節《こかんせつ》をほぐす

② 体幹を鍛える

③ 全身の筋力をつける

補助の器具も道具も要らないので、自宅の居間でも、外出先でも、ちょっとした空き時間に、いつでもどこでもひとりで気軽に行えます。

そして、タキミカ体操の最大の特徴は、
続けていると「**新しい何かに挑戦したくなる**」ことです。
だって、体が変われば、行動範囲が広がり、集中力も体力も気力もアップ。
さまざまな新しいことにチャレンジしてみたくなりますよね。
外にお出かけしたり、スポーツを楽しんだり、自分から誰かに話しかけたり、
インターネットで情報を発信したり。
今までの人生でなんとなくあきらめてきたことがあっても、「いい機会だし、
ちょっとチャレンジしてみようかな」って気持ちが、自然と湧《わ》いてくるはずよ。
目標は、「100歳になっても動き続ける心と体」をつくること。
今日、ページをめくった瞬間から試してみてくださいね！

座る時間が長い人へ

「座りっぱなしは第2の喫煙」とも言われます。現代人は座っている時間がとても長いので、知らないうちに「不活動」になっている人も……。30分に一度くらいは、気がついたらつま先立ちで歩く（72ページ）などして、股関節をほぐしましょう。

まったく運動をしてこなかった人へ

最初は肩やひざ、足首などがポキポキ鳴ることもありますが、痛くなければ続けても大丈夫です。以前は私も「足首まわし」（74ページ）をするとよく音が鳴りましたが、続けるうちに音は消えました。自分の体と相談しながらトライしてくださいね。

入院中や要介護で起きられない人やご家族へ

座ったままでも行える体操をご用意しました。66ページの「ぞうきんしぼり体操」や112ページの「ひざバイバイ」など、あきらめずに少しずつ体を動かしてみましょう。紙粘土のように、体は動かさないと硬くなります。けれど、骨を動かしてあげれば筋肉も動き出して、油粘土のようにやわらかくなりますよ。

時間がない！という忙しい人へ

「回数」や「量」にこだわらないで。エクササイズの回数についてはあくまで目安ですから、ただの「記号」と思ってくださいね。1日、1分、1体操で十分ですから。もし1年間そのペースを続けてもらえたら。あなたの体はもちろん、心まで変わっているはずですよ。「回数に達する」よりも「毎日続ける」ほうが尊いのです。1秒でもOKです！

Experiences

ん若返っています！

憧れのお姉さんに生きる元気をもらいました!

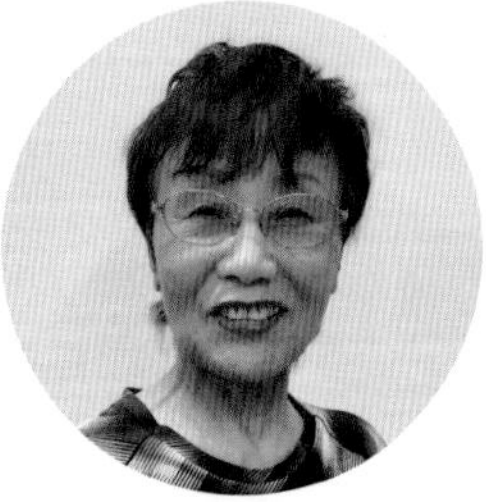

80歳　神奈川県藤沢市

野《の》渡《わたり》冨《とみ》香《か》 さん（主婦）

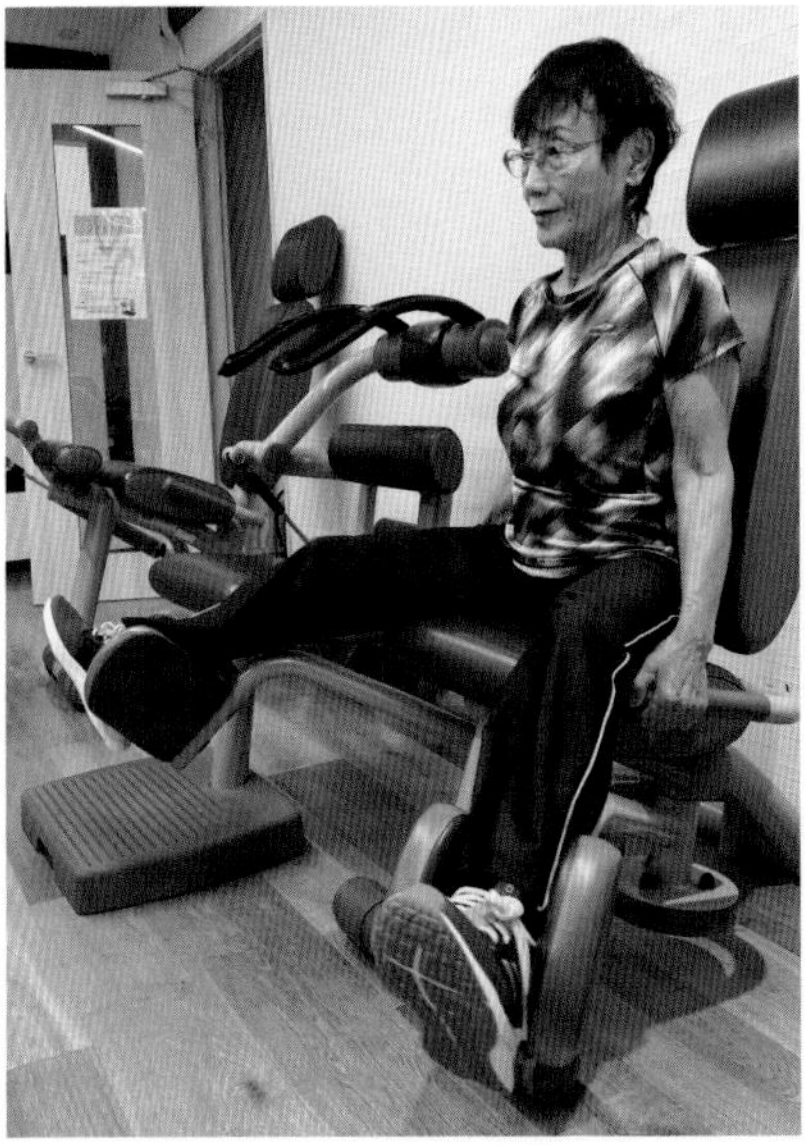

80代に突入しても、足腰が強くなっています!

イベントでタキミカさんに直接お会いしたときは、ビックリの連続でした！ スタスタ歩いて、姿勢はピシッと、笑顔はニコッと。プリッと上がったお尻もさわらせてもらったら筋肉でカチコチ。本当に仰天でした！

最近は、夫にウォーキングの同伴を断られ、ジムにも同世代の仲間があまりいないなど寂しく感じていました。けれど、タキミカさんにとっても勇気づけられて以来、やる気が再燃。以前はプールだけでしたが、マシンを使って筋トレしたり、タキミカ体操をしたり、ますます体が動きやすくなっています！

私もタキミカさんと同じく赤ワインが好きなので、いつまでも食事も楽しんでいたいです。10歳上の〝お手本になるお姉さん〟に巡り会えて、本当によかったです！

＼生徒さんからの喜びの声／

体験者さんがどんど

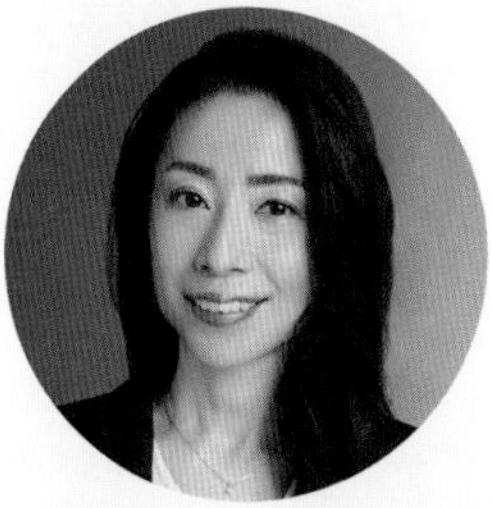

股関節のつまりも解消！肩こりもスッキリ！

47歳　東京都世田谷区

佐藤《さとう》道子《みちこ》さん（特定社会保険労務士）

タキミカさんの「しなやかさ」に少しでも近づきたくて、個人事務所のデスクをすべて「スタンディングデスク」に。コロナ禍の座りっぱなし生活で硬くなっていた股関節が、柔軟性を取り戻してきました！

電気ポットもやかんに替えて、お湯を沸かすスキマ時間に「つま先ウォーキング」をしたりして、タキミカ体操を取り入れています。

また、「ぞうきんしぼり体操」や「犬猫体操」を続けていると、職業病とも言える肩こり、首こりがかなりの程度まで改善！

日常的にヒマワリのようなタキミカさんの笑顔を思い浮かべるだけで、「まだまだイケる!」「挑戦してみよう!」というポジティブなパワーが湧いてきます。仕事もはかどるようになって、公私ともに調子がいいです！

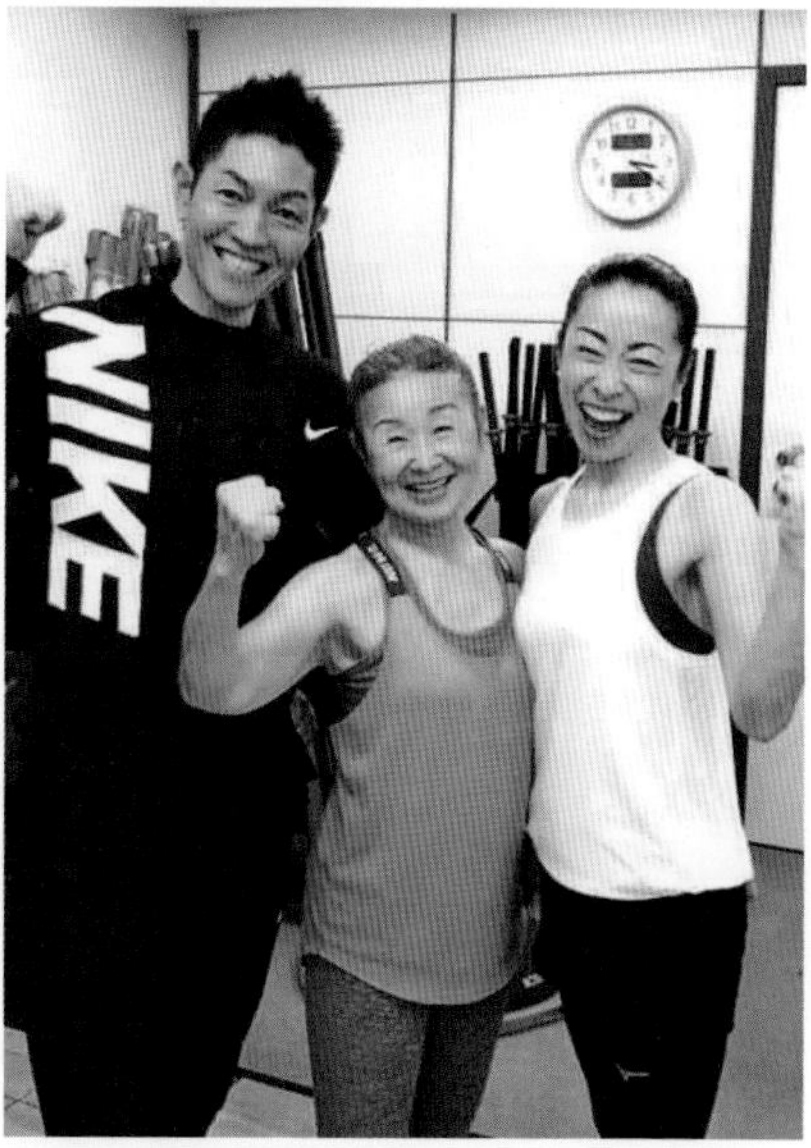

お会いするたびに体がパワーアップしていく
タキミカさんに驚かされています!

肩が上がるようになって感動！若返った気持ちです！

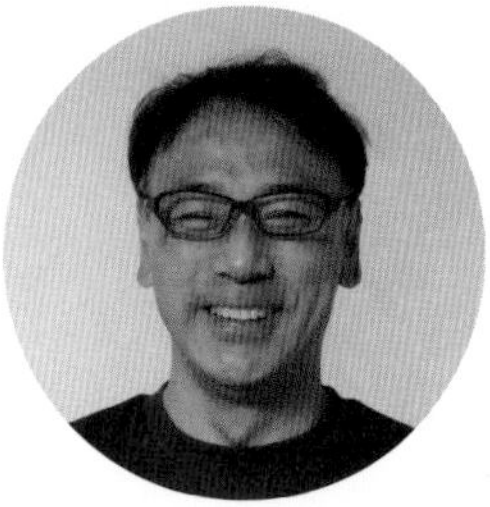

55歳　東京都大田区

加藤孝之《かとうたかゆき》さん（会社員）

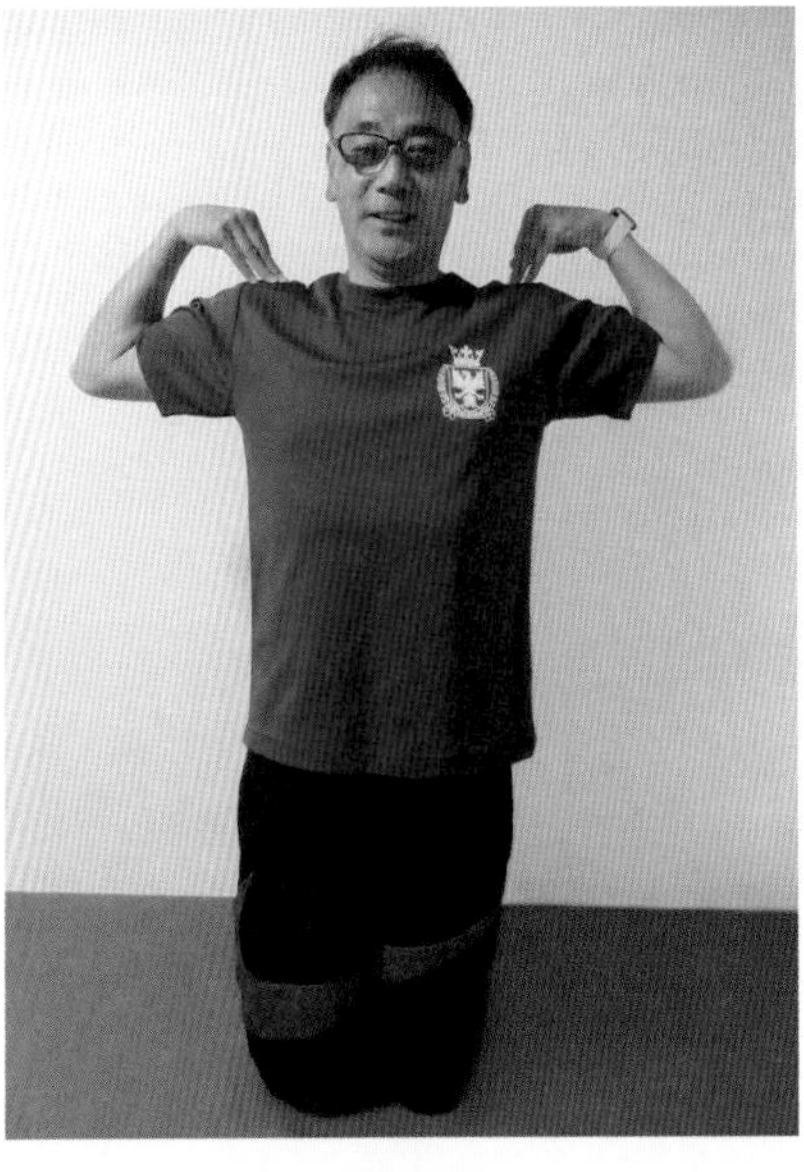

タキミカ体操で
肩が回せるようになりました！

3年前にタキミカ体操を教わり、目からウロコだらけでした！　自分では正常だと思っていた「肩甲骨」が、まったく動かせていなかったとは……。肩を回すタキミカ体操のおかげで、今は肩が上がるようになって、肩こりも解消されました！　男性は力任せに運動しがちですが、人生100年時代には「体をやわらかくする」「動きをなめらかにする」ことが大事と痛感しました。

タキミカさんは電車内でも食事中でも、椅子の背もたれに寄りかからない。私もその「背筋ピン習慣」を通勤電車で真似しています。姿勢をよくすると、それだけでも若返った気分！　いつか彼女みたいに90歳になっても、階段を1段飛ばしでピョンピョンとのぼれるようになりたいです（笑）

強く、美しくなれる！

Let's enjoy together !

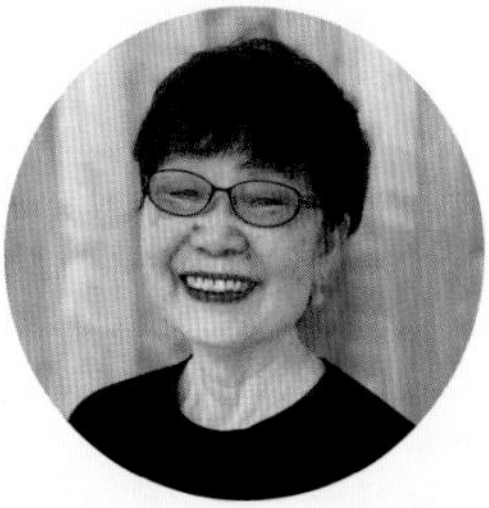

70代でジムを再開!
お尻が上がったし、
書道にも再挑戦です!

70代　神奈川県藤沢市

富井蓉子《とみいようこ》さん（主婦）

親たちを立て続けに介護することになり、長年のジム通いは中止。ブクブクと太り、体力もなくなり、鬱々《うつうつ》とした日々でした……。

そんな折、テレビ番組でタキミカさんを拝見し、とてつもなく勇気をもらいました！　今は新たな気持ちで再びジムに通っています。

まだうまくできない運動もありますが、「続けることです!」というお言葉に励まされて、プールにも再挑戦するつもりです。

もちろん、自宅でもタキミカ体操に取り組んでいます。なんと、にっくき「ブヨブヨ」が解消できて、垂れたお尻もピッと上がってくれました！　この歳でも「続けることで体力はつくんだ」と実感しています。

私も、人生これから。昔から好きだった書道を、再び始めたいですね。

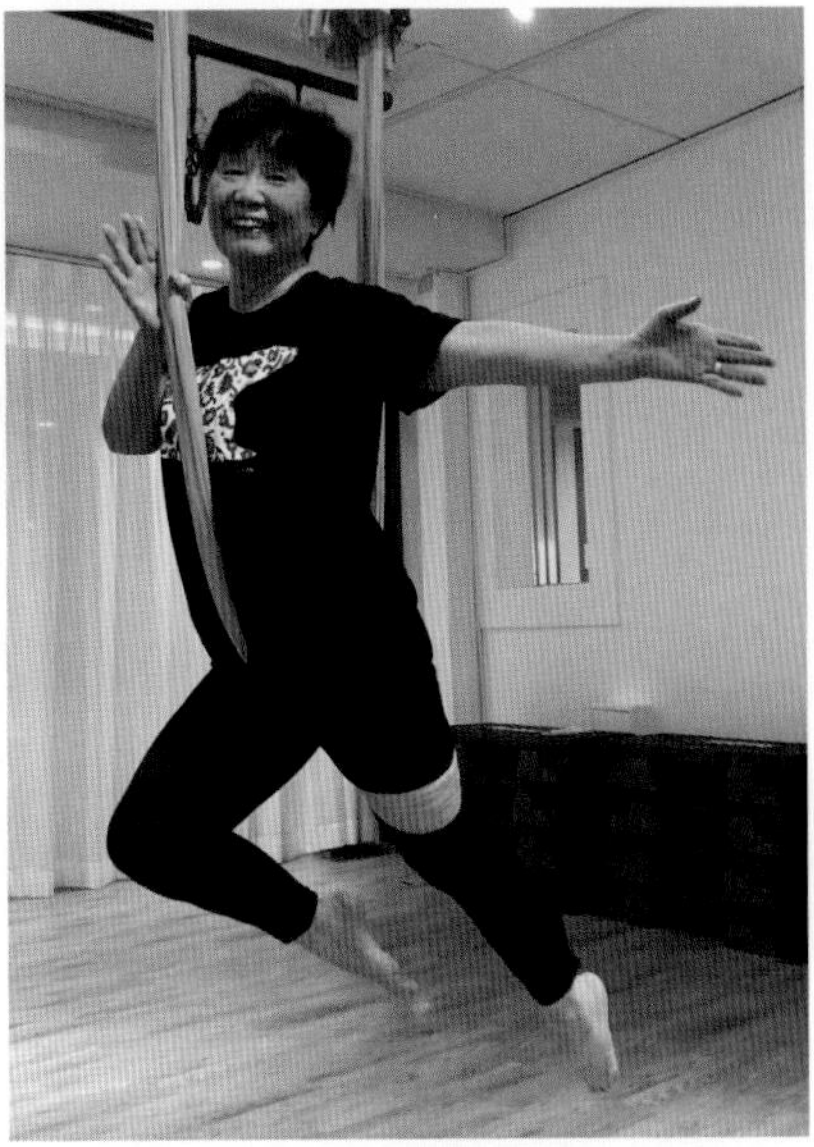
「ハンモック」のレッスンがお気に入りです！

年齢を重ねるたび、

第1章

タキミカ　7つの習慣

第2章

タキミカ体操

基本編 「3つほぐして、1つ鍛える」

第5章

タキミカヒストリー 後編 「時間が進むほど、人生は濃くなる！」

撮影協力――P4「市民公開講座 第21回 健康フォーラム」にて（主催:ホロニクスグループ NPO法人未来プロセス 共催:医療法人医誠会）
衣装協力――P42-43のシャツ、パンツ（ともにトランジット パーサッチ）（トランジット パーサッチ青山店 TEL03-6450-6340）

第1章

タキミカ7つの習慣

TAKIMIKA'S LIFESTYLE

もうアンチエイジングは卒業して「パワーエイジング」でいきませんか？

さて、タキミカ体操の実践前に、私、タキミカが普段どんなことを意識して体を動かしているのかを、ご紹介いたします。

次の項目からの**「7つの生活習慣」**は私自身、日々、無意識のうちに行っていることばかりです。ただ、振り返ってみると元々は**「ジムで教わった運動のポイント」**を**日常生活に取り入れたもの**が多いことに気づきました。ですからもしかすると、皆さんの生活においても、ひとつくらいお役に立てる習慣があるのではないかと思っています。

また、生活習慣ではありませんが、**「パワーエイジング」**というかけ声が、最近の私の口グセになっています。

よく世間では「アンチエイジングをしましょう」というキャッチコピーを目にしますよね。こっそり言いますけど、私、あの「アンチ」というフレーズが好きじゃないの。「抵抗する」「あらがう」ってなんだか受け身な感じがするし、何より攻め込まれてる感じがして悔しいじゃない！

実際のところ私は、年齢を重ねるごとに、気持ちも体も若返っているんだから。

人生100年時代ですもの、これからは年齢を重ねるごとに「強く」「美しく」なっていきたいと思いませんか？　だから私は、加齢とともに力強く成長していきましょう、というメッセージを込めて「パワーエイジング！」と皆さんに発信しているの。

気に入りすぎて、会社名にも付けちゃったくらいです（笑）

そう言えばこの前、**アメリカのハーバード大学の教授**が「パワーエイジングというスローガンはとても刺激的です」とお褒《ほ》めくださって、授業でタキミカ体操の活動をご紹介くださいました。世界中の方々も、いつまでも健康でいたいってことですよね。

ぜひ読者の皆さんも、ひとつでも実践してみてください！

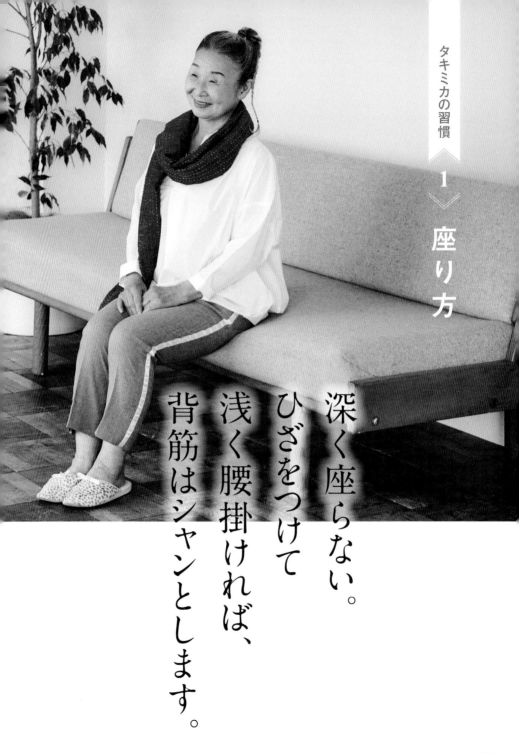

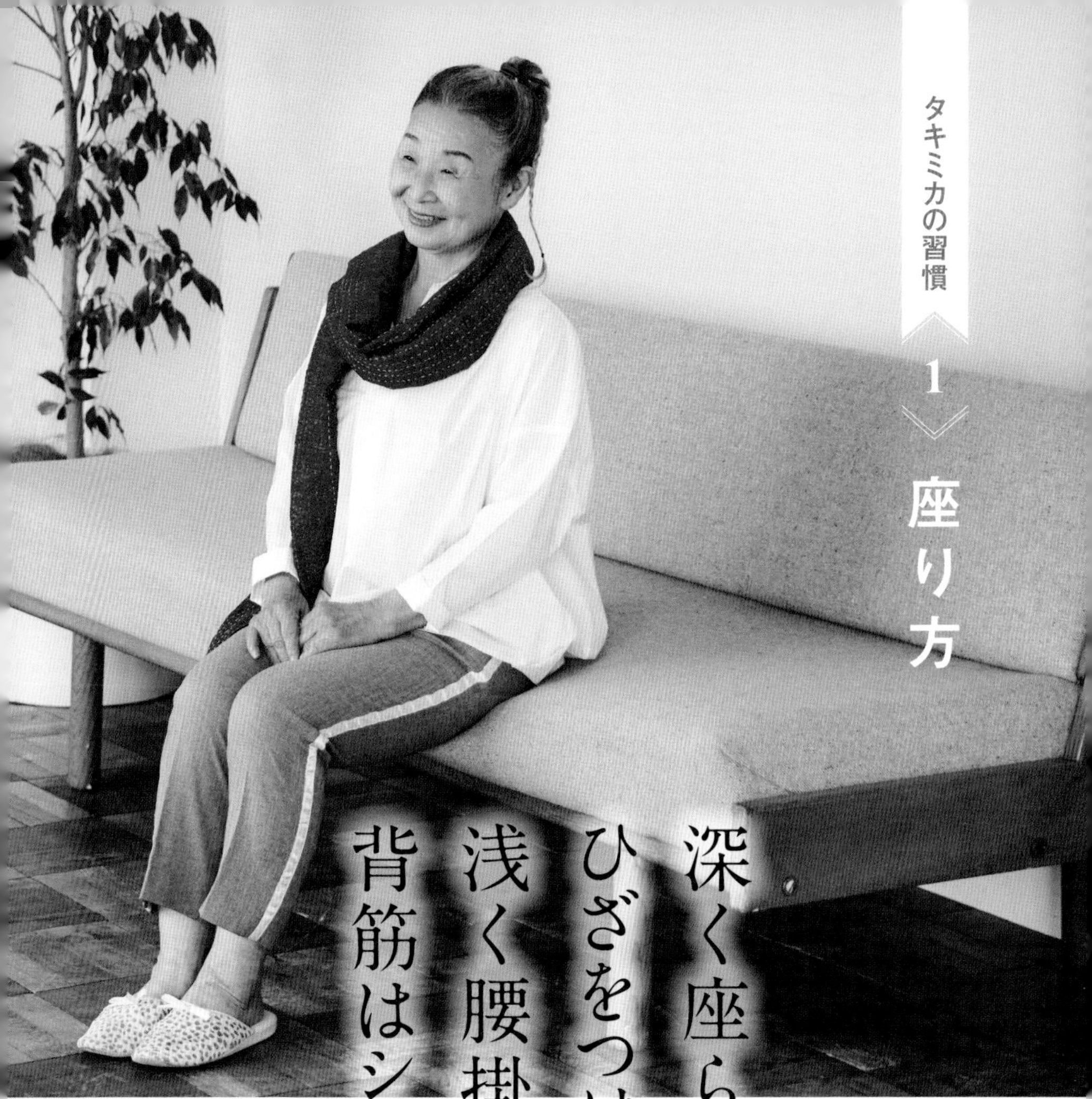

タキミカの習慣 1

座り方

深く座らない。
ひざをつけて
浅く腰掛ければ、
背筋はシャンとします。

自宅でも、電車でも、ちょっとしたお出かけでも。
椅子に座るときは、決して深く腰掛けません。
いつもお尻をちょこんと乗せるくらい。
そうしていると猫背にならないの。
ついでに、おひざもつけるとあら不思議、
自然と姿勢がよくなってくるものです。
おひざがうまくつかない人は、
最初は内ももに力を入れるイメージで。
キレイな姿勢は体のゆがみをとりますし、
七難、隠してくれるものですよ（笑）

Takimika Episode
こぼれ話

最近、リビングを改装して、
宅トレやオンラインレッスン用のスタジオにしたの。
そうしたら、家から椅子がずいぶん減ったわ。

2 立ち方

お部屋では、
つま先立ちが癖《くせ》です。
たった5、6歩だけど、
数年後の足腰には
効いてくるのよ。

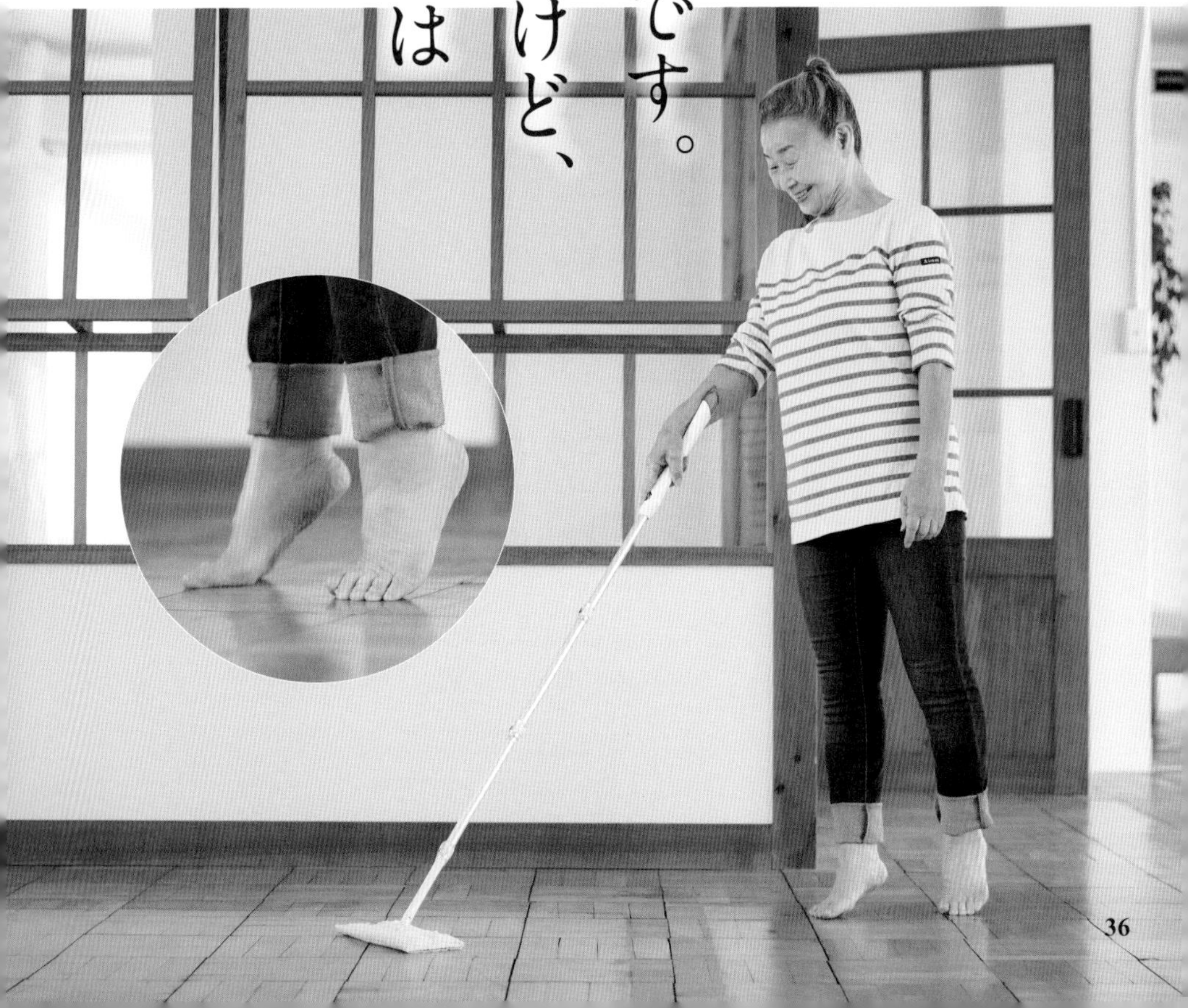

自宅の中で動くとき、
私は常に「つま先立ち」をしています。
たとえば、お手洗いに行くときの、
ほんの数歩だけでもいいの。
それだけで、ふくらはぎの筋肉が強くなるし、
体幹やバランス感覚も磨かれます。
よくよく考えると
お掃除をするとき、お料理をつくるとき、
無意識で「つま先立ち」になっているわ。
だって、バレリーナみたいで楽しいでしょう?

Takimika Episode
こぼれ話

うちのお掃除ワイパーは
長年の酷使で曲がっちゃっているけど
こんなに便利なもの昔はなかったから、助かってるわ。

歩き方

どっちに進んでいるか、
おわかりかしら？
「後ろ歩き」は、
欠かせない日課です。

Takimika Episode
こぼれ話

歩くときは、腕を大きく前後に「突き出して」います。
「振る」というより、「突く」感じ。
肩甲骨を動かすのが狙いです。

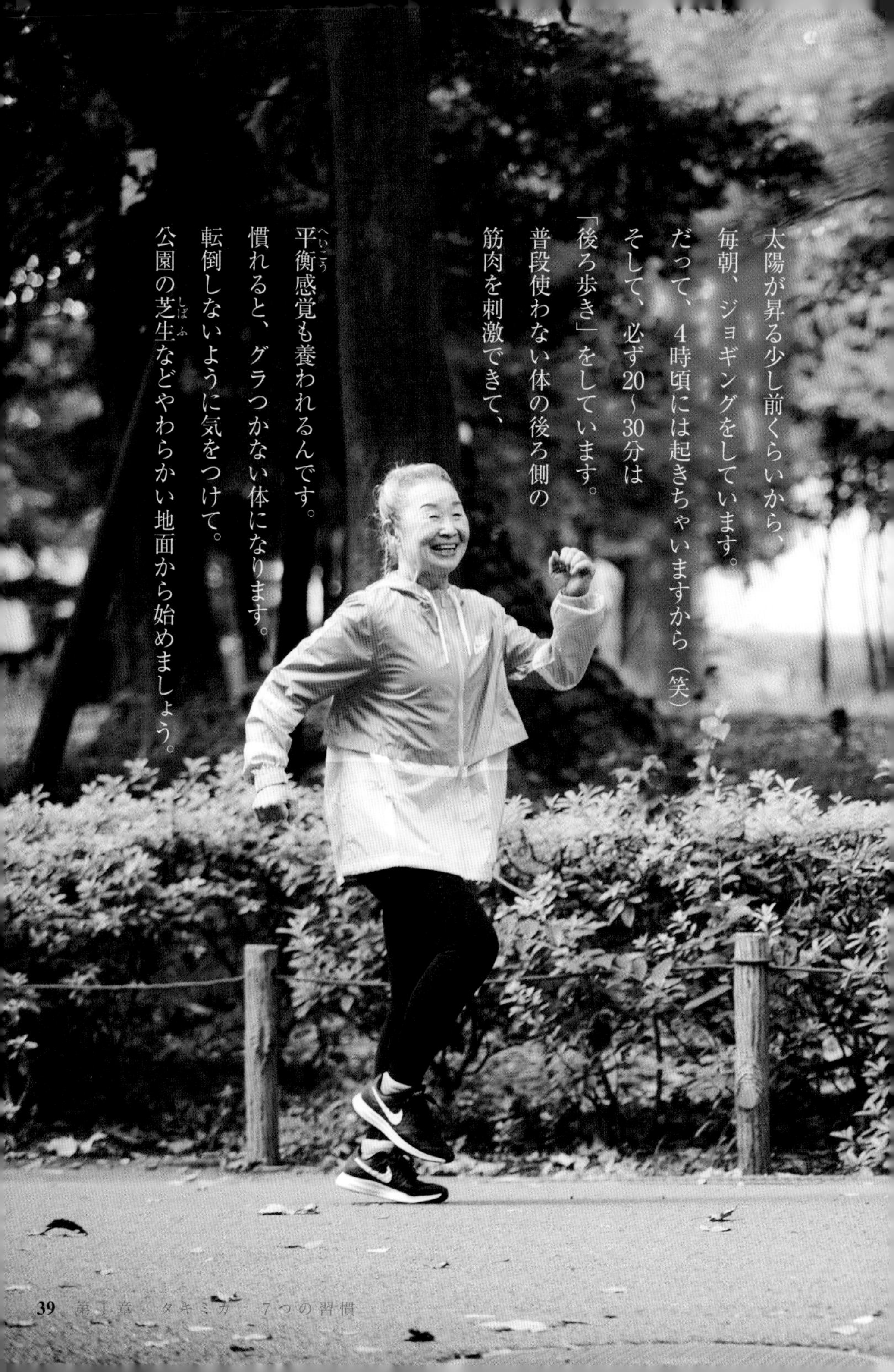

太陽が昇る少し前くらいから、
毎朝、ジョギングをしています。
だって、4時頃には起きちゃいますから（笑）
そして、必ず20〜30分は
「後ろ歩き」をしています。
普段使わない体の後ろ側の
筋肉を刺激できて、
平衡《へいこう》感覚も養われるんです。
慣れると、グラつかない体になります。
転倒しないように気をつけて。
公園の芝生《しばふ》などやわらかい地面から始めましょう。

毎晩のワイン2杯と お新香《しんこ》が、 何よりも効く サプリメントなんです。

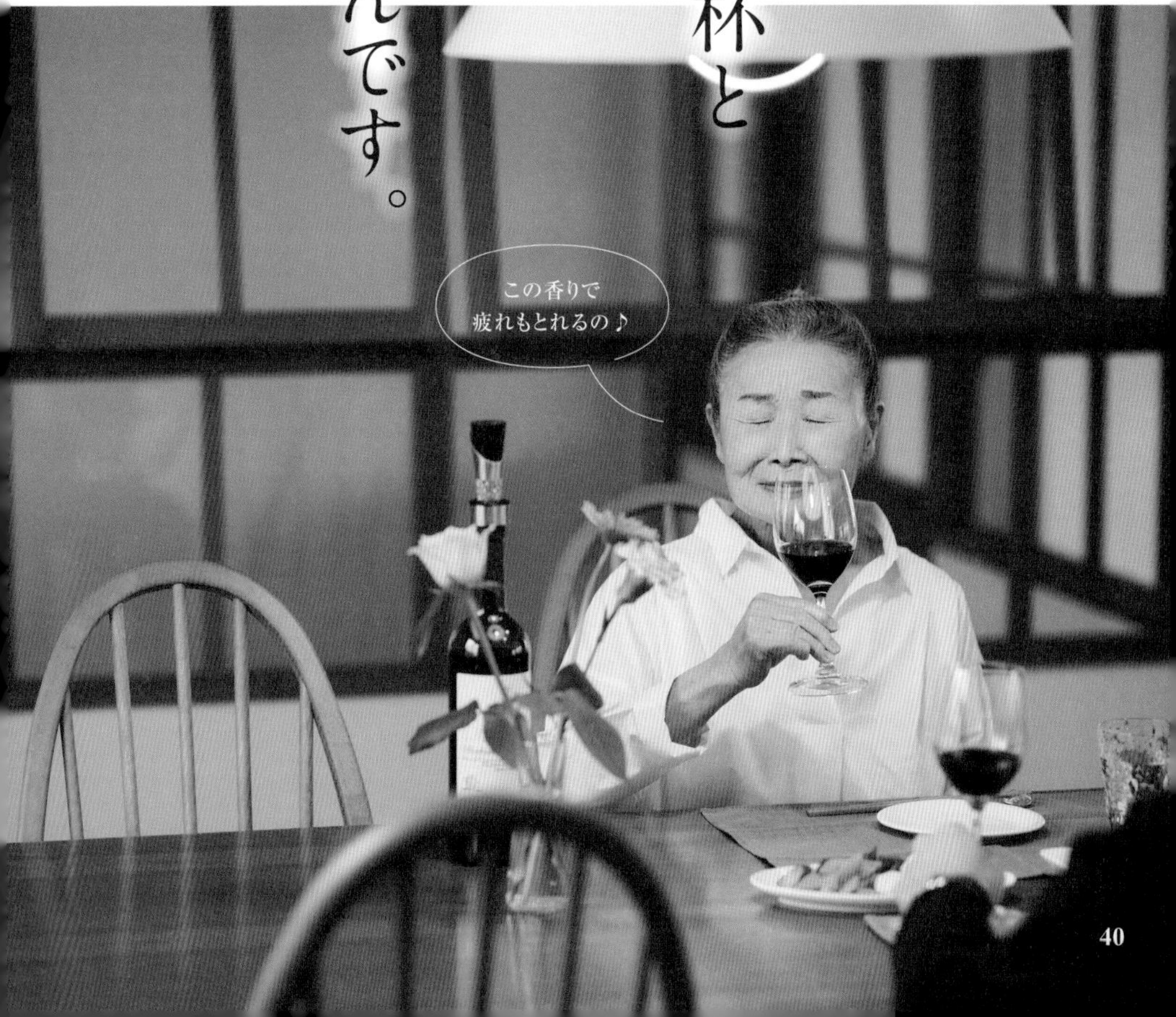

私は、食べたいものを制限していません。
栄養は食事から摂《と》りたいので、サプリ類もゼロ。
大好きな赤ワインとお新香が
毎晩、サプリの代わりに大活躍しています。
ほかにも、ヨーグルト、キムチ、納豆など
発酵食品には目がないの。
おかげで、腸の働きはいつもごきげんです。
それにラーメンやハンバーガー、ケーキも大好き！
あとは豆大福があれば、人生幸せよ（笑）
食べた分だけ体を動かすから、
きっとチャラになっているんでしょうね。

手作りの
ぬか漬けが
大好物！

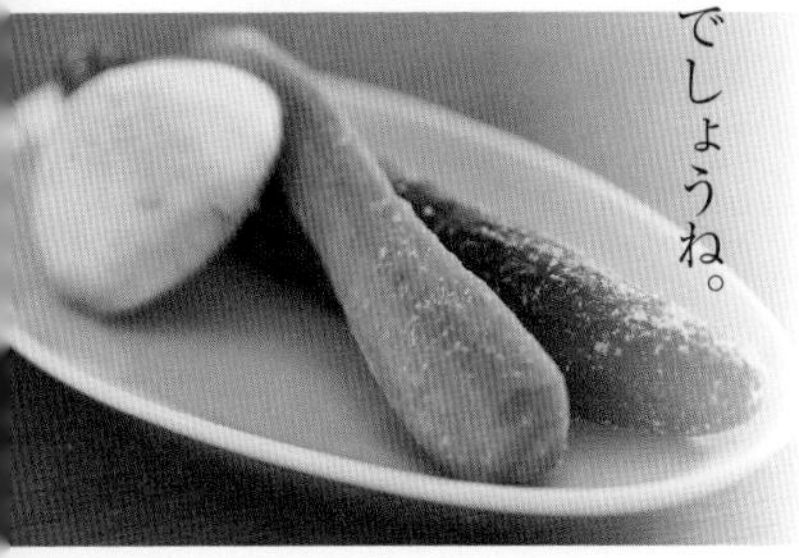

Takimika Episode
こぼれ話

ちょっと前までは馴染《なじ》みのお店で、
ビール、焼酎、日本酒となんでもいただいていたの。
よりパワーアップしたくて、今は少し抑えているのよ（笑）

タキミカの習慣 5

睡眠

寝る前に少しだけ
ストレッチ。
それと深呼吸をするの。
安眠のコツです。

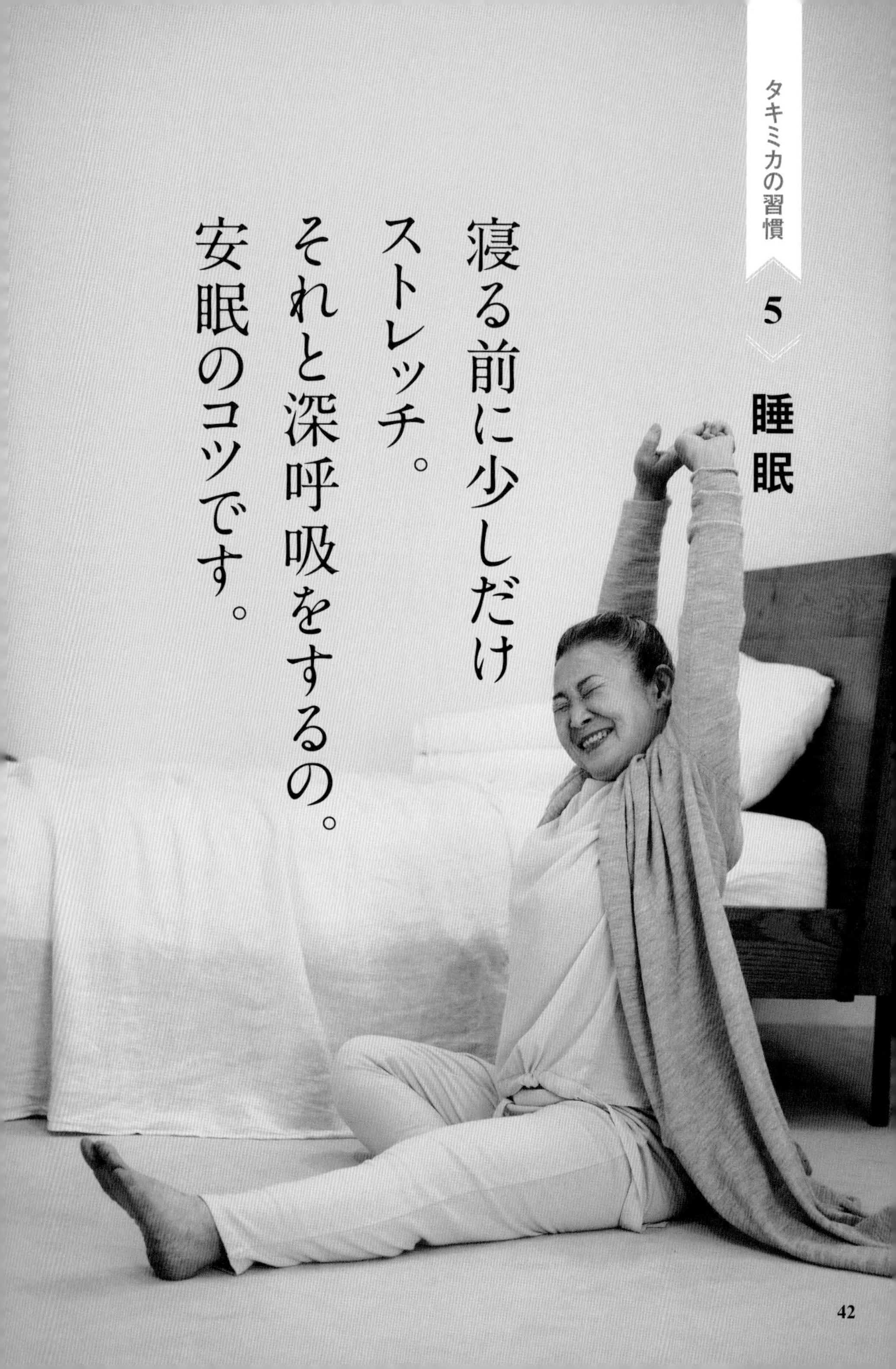

私が寝るのはだいたい23時頃。
その直前に、30分ほどストレッチして
体をほぐしてから布団《ふとん》に入ります。
私みたいにハードな運動はしないって人なら、
5分でも、10分でも十分よ。
自律神経が整って、快眠できるようになるの。
それと深呼吸もね。
3秒、鼻から大きく吸って、
20秒、口から細く吐き出す。
安眠できるだけじゃなく
肺活量も増えた気がします。

Takimika Episode
こぼれ話

最初は20秒も息がもたなかったけれど、
続けていたら、長く吐けるようになりました。

タキミカの習慣

6

生活リズム

ルーティンを大切に。
「いつもと同じ行動」は、
心を元気にする
スイッチと思って。

Takimika Episode
こぼれ話

朝昼晩の「歯磨き」もルーティンのひとつなの。
朝晩は電動ブラシで。昼は、普通の歯ブラシで空《から》磨きを。
おかげで今も、ぜーんぶ自分の歯なんですよ。

もしもイヤなことや、ツラいことがあっても、
何かに没頭できるルーティン、つまり生活習慣があれば、
気分は元に戻り、心が再び活性化します。
私の場合はそれが「運動」なの。

4時に起きてジョギングに行き、7時に朝食。
9時にはジムへ行き、17時までさまざまな運動。
18時には夕食をとって、20時にはお風呂。
22時からストレッチして、23時に就寝。

このリズムを守るだけで、
365日笑顔でいられるのよ。
あなただけのリズムも、見つけてくださいね。

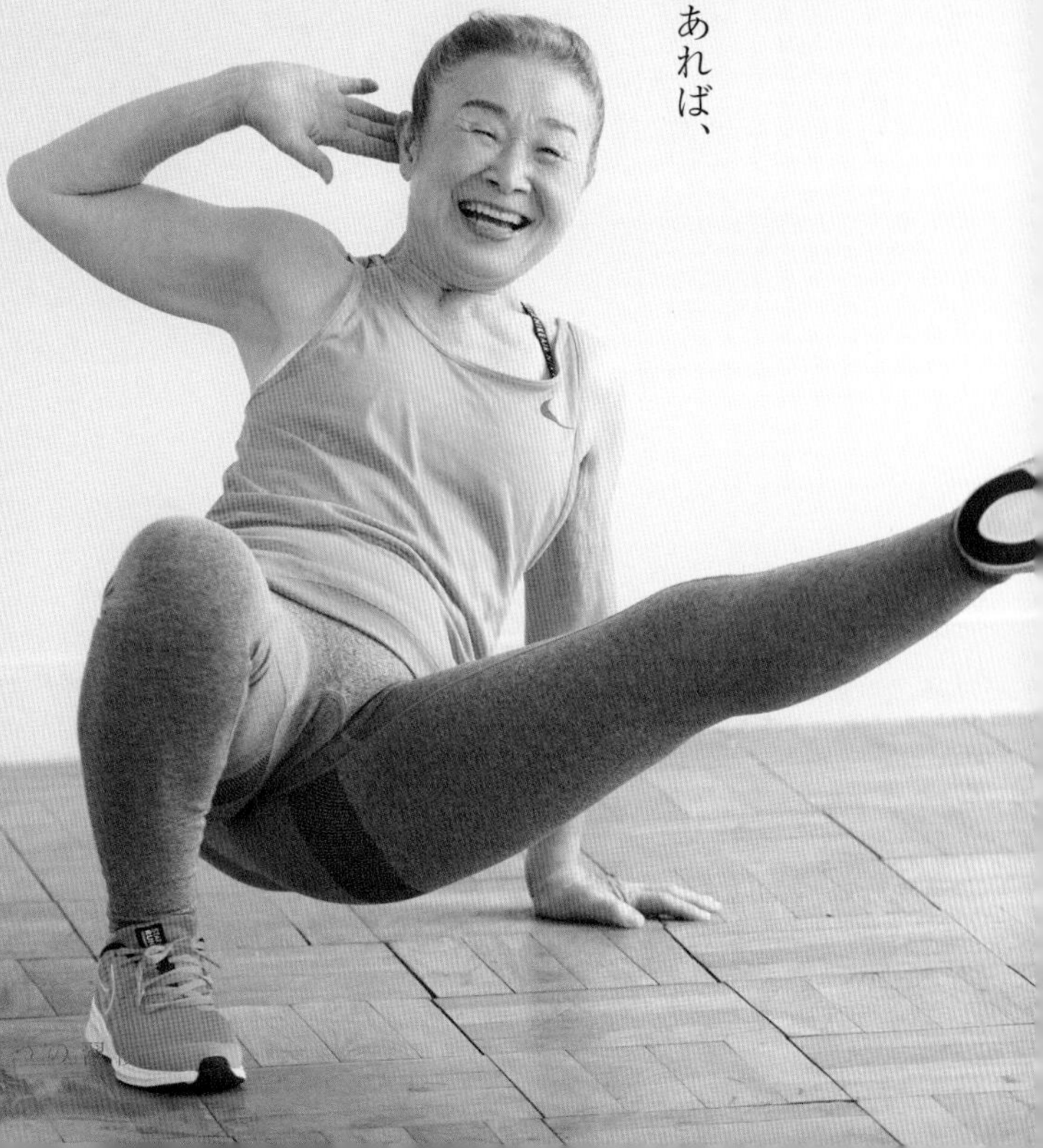

スマホも、英語も、89歳で始めたのよ。新しい体験のおかげで、年々、若くなるみたい。

Takimika Episode
こぼれ話

先日、ドイツの方々にレッスンしました。
もちろん通訳さんのおかげですけど、
国際デビューと言ってもいいのかしら（笑）

いつも何かに挑戦していたいですね。
最近、スマホを使ってインスタグラムや
フェイスブックを始めたの。
わからないことだらけだけど、
世界中に〝友達〟が
増えるのは素敵なことよね。
「オンラインレッスン」のやり方も覚えたわ。

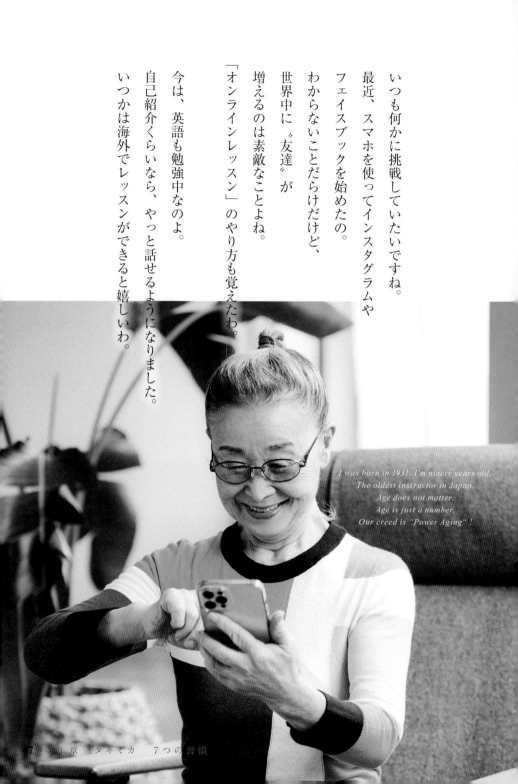

今は、英語も勉強中なのよ。
自己紹介くらいなら、やっと話せるようになりました。
いつかは海外でレッスンができると嬉しいわ。

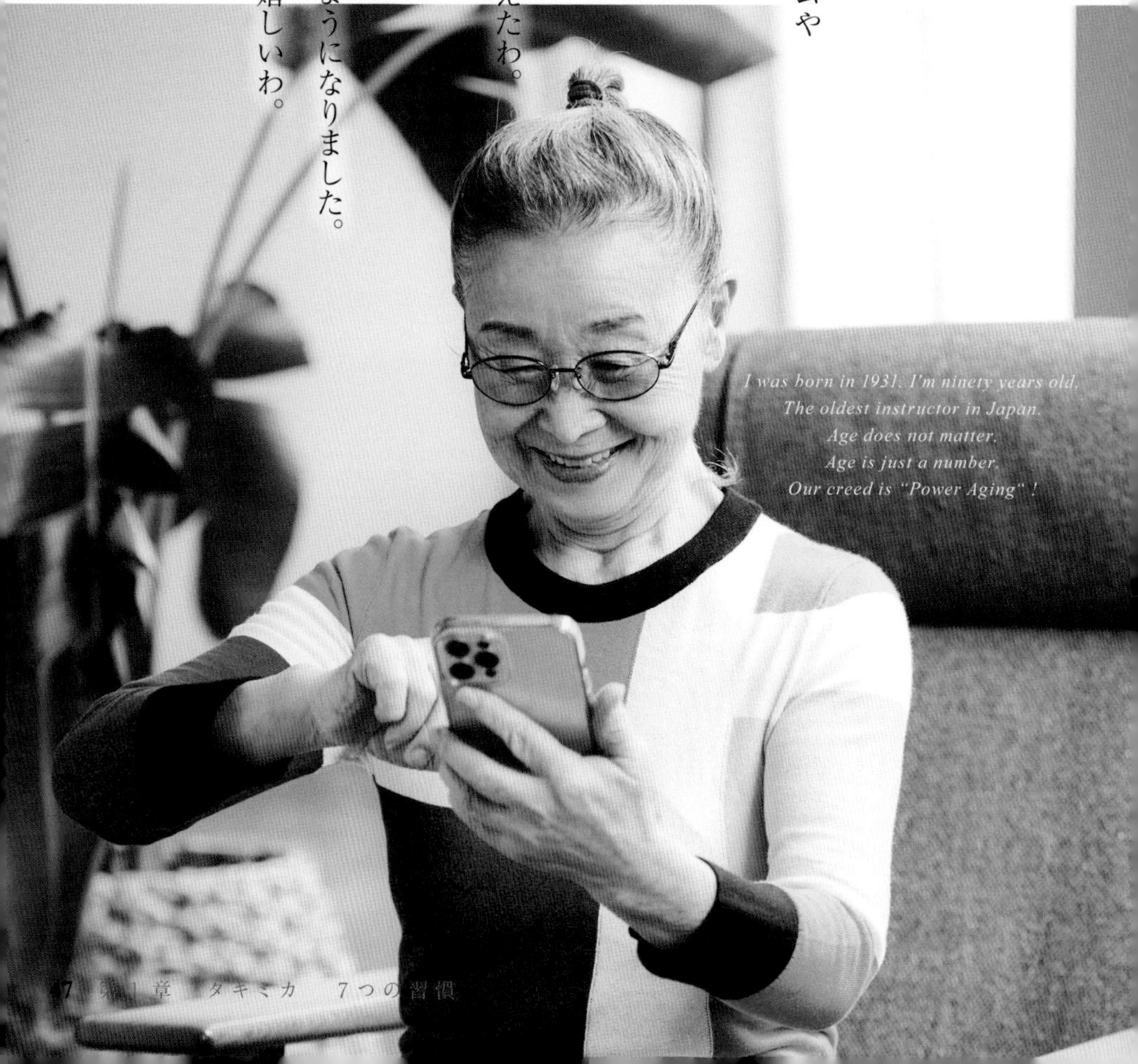
I was born in 1931. I'm ninety years old.
The oldest instructor in Japan.
Age does not matter.
Age is just a number.
Our creed is "Power Aging"!

いくつになっても「キレイになりたい！」「汗」が化粧水代わりなの

「ブラジル人女性や黒人系女性みたいに、プリッとしたお尻になりたいです」

私がまだジムの生徒だった頃、師匠であるトレーナーの中沢智治先生に相談したことがあります。

パーソナルトレーニングを受けていく中で、ある程度、自分の体力に自信がついてくると、たくさんの欲が出てきたわけです。

「もっとキレイな体になりたい！」

「もっと美しい女性になりたい！」

女性として、そんな風に思うのは自然なことじゃないかしら。いくつになっても、「美しさ」は女性の憧れですからね。**恥ずかしがらずに、みんなで一緒にキレイになりましょうよ。**

ちなみに、中沢先生は見事にヒップアップを実現させてくれて、プリッとしたお尻を獲得することができました。おかげで、今では体の中で**いちばん自信のある場所は「お尻」です。**

自慢のチャームポイントですから、100歳までキープするのが目標です。

そう言えば、どんなメイクをしているのかも、よく質問されますね。

だけど、ごめんなさい、普段あまりお化粧はしていないの。本や雑誌、テレビに映るときはメイクをしてもらって嬉しいですけれどね。先日も、89歳で人生初の「つけまつ毛」を体験して、はしゃいでしまいました。

ただ、メイクだけじゃなくて、お肌のケアも皆さんの参考になるようなことは何もやっていないのよ。お風呂では顔も体も石鹸でゴシゴシ洗うだけですから……。

それでも肌年齢をはかってもらったら、実年齢より30歳ほど若いみたいです。きっと運動しているときにかく汗が、化粧水の代わりになっているんだわ（笑）

あとは毎日、たくさんのお水を飲んでいます。

好きなものを食べて、その分だけ動いて汗をかく。お水を飲んで、ストレッチをして、お風呂に入る。お昼に運動していれば、夜は勝手にスヤスヤ眠っちゃいますし、お通じも快調になりますよ。

こういった生活サイクルを持てるようになれば、自然と皆さんは美しい大人になっていくはずです。

9キロも太ってバリ島から帰国「運動したくない」と初めて心が折れた日

とは言え、私だって何度も失敗していますから、偉そうに言える立場ではないんです。たとえば、海外に行ってお腹がたぷたぷになるくらい太ったことも。

当時、娘がインドネシアのバリ島で暮らしていたので、「ママも遊びにおいでよ」と言われて、初めて海外での長期生活をしてみました。すると、そこでの暮らしがあまりにも楽しくて、楽しくて……。**運動しないで暴飲暴食をするという自堕落《じだらく》な暮らし**を謳歌《おうか》していました。

すると案《あん》の定《じょう》、3か月後の帰国時には体重が「9キロ」も増加。体はまったく動きませんでした。

今でも、師匠の中沢先生は、戒《いまし》めるように当時の様子をこうお話しになります。

「あのときは、本当にこの人はあの瀧島さんだろうかと、目を疑いました。**久しぶりにお会いした瀧島さんはまるで別人でした**。見た目の問題だけではありません。トレーニング中にも、私の前で初めて〝先生、無理です〟とか〝私にはできません〟と弱音を吐いて、あきらめていました。心が、別人になっていたのです。体が動かなくなると心まで動かなくなってしまう、と痛感させられた出来事でした」

このときの大失敗を思い出すと、今でも顔が真っ赤になってしまうくらい恥ずかしいです。でも、誰だってうまくいかない瞬間はあるということですから、皆さんも肩の力を抜いてトライしてくださいね。

大切なのは、多少太ってしまったって、とにかくあきらめないことですよ。

TAKIMIKA'S
COLUMN - 01

三《み》つ編《あ》みとフラダンス

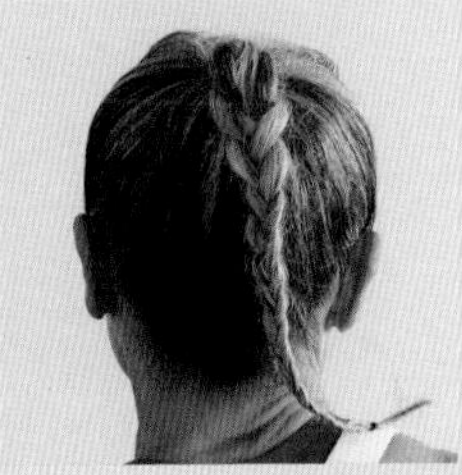

私のトレードマークが「三つ編み」なのには、ちょっとした事情があるんです。

運動と同じく、趣味の「フラダンス」を続けていきたいからなんです。

74歳で踊り始めてから、フラダンスは私のライフワークになりました。これまで中野サンプラザや横浜の大さん橋ホールなど、さまざまな舞台でお客様を前にして踊ってきました。

フラダンスの世界では髪の毛に「マナ（霊力）」が宿るとされていて、舞台では「ロングヘア」にするというルールがあるんです。ウィッグやカツラをつけてもいいのですが、アレ、夏場はとっても蒸し暑くなるのよね……。

一方で、私の場合は「ロングヘア」だと運動するときにちょっと邪魔になります。だから、フラダンスと運動を両立させるために、ずっと「三つ編み」にしているわけなんです。

第2章

基本編

タキミカ体操

「3つほぐして、1つ鍛える」

「3つの可動域」を広げるだけで、全身がしなやかさを取り戻す

タキミカ体操は、「100歳になっても思い通りに動ける体をつくる体操」です。

私たちの寿命は延び続け、日本では〝平均寿命90歳〟に近づいています。

もちろん、それ自体は素晴らしいことです。けれど一方で、自立した生活を過ごせる期間、いわゆる「健康寿命」が短いことも社会問題となっています。

健康寿命が短いと、何が起こるのでしょうか。

それは、頑張って働いてきたにもかかわらず、「人生後半戦のご褒美《ほうび》の時間」が人に介護される生活になる、ということです。具体的には、男性で約9年、女性で約12年ほど、「人生の後半戦」に介護や支援を必要としています。

ですが誰しも、いつまでも自立して、元気に過ごしたいと思っています。ですから、

タキミカ体操は、皆さんの健康寿命を延ばして、いつまでも自分の足で歩けるようにと考案しました。9歳から90歳まで、無理なくできる内容にしてありますから、ぜひ習慣にしてみてください。

さてそれでは、実際に何をやるかをお伝えしていきます。

皆さんには、まず次に挙げる**「3つの可動域」**を広げてもらいます。

①肩甲骨《けんこうこつ》
②背骨《せぼね》
③股関節《こかんせつ》

これらのパーツについては、あなたも一度は見聞きしたことがあるはず。

けれども、普段の暮らしの中で、積極的に「広げよう」とアプローチをすることはおそらく少なかったでしょう。

無理もありません。なぜなら肩甲骨、背骨、股関節のいずれもが、体の中に埋もれている部位で、普段は意識をしにくいからです。逆にいえば、だからこそ気づかない間に鉄のようにカッチカチに硬くなってしまいます。「体が硬い」ということが、どんな状態に結びつくか、想像することはできますか？

- **動作が不自由になる**
- **ケガをしやすくなる**
- **疲れやすくなる**
- **代謝や血行が悪くなり、太りやすくなる**
- **肩こりや腰痛などのトラブルが増える**

それだけじゃないんですよ。

呼吸機能や免疫機能など、体にごく当たり前に備わっている働きまで、低下してしまうことになります。

また、**転倒もしやすくなります**。特にシニアにとって、転倒はもっとも避けたいことのひとつ。なぜなら小さな骨折がきっかけで、活動量が低下し、家にこもりきりになり、「寝たきり生活」へのスピードが加速してしまうこともあるからです。

最近は新型コロナウイルス感染拡大による不要不急の活動自粛で、**若い世代の中にも道でつまずく人や、体力の落ちた人が明らかに増えています。**

つまり、可動域を広げることは、健《すこ》やかに生きていくうえで全世代にとって非常に大事なこと。まずは、この「3つの可動域」の重要性を理解し、「広がったら、気持ちがいいだろうな」とイメージすることから始めていきましょう。

ちなみに、体が硬くなる原因は「加齢のせいだ」ととらえている人が多いようですが、ちょっと待ってくださいね。加齢によって体が硬くなるのであれば、90代の私なんて相当硬い体のはずです。

でも、最初はまったくできなかった「180度の開脚」だって、今ではラクラクできています。**70歳のときから無理せず開脚をコツコツ続けていたら、3年後、ついにできるようになりました。**だから、あきらめずに訓練を重ねれば、誰だって可動域は広がります。私が証明しています。

もちろん、可動域は広いほどよいですし、柔軟性はあるほうがよいでしょう。しかし、人には生まれつきの骨格や体の構造がありますから、**「ほどほど」で十分です。**

また、じつはこれらの「3つの可動域」を広げると、全身の柔軟性はぐんと高まります。それは肩甲骨、背骨、股関節という3つが、**体のコアマッスル（中心部の筋肉群）を司《つかさど》る運動器**だからです。専門的な話は省略しますが、コアマッスルというのは、次の項に登場する体幹トレーニングの**「体幹」**のことだと思ってください。

これら3つはいずれも「姿勢」や「体調」に直結する運動器なので、ほぐしてあげれば良い影響を、硬くなると悪い影響を、体全体に及ぼします。

さて、私の経験上、これだけは大切にしてほしいと言えることがあります。

「1秒」でもいいので、毎日続けましょう。

私自身が、長年ジムの生徒でしたから、運動を「続けられない理由」をよく知っているのです。それは、皆さんが無意識にこう思っているからです。

「たくさんの時間トレーニングしないと〝やった〟とは言えないのではないか」

いいえ、けっしてそんなことはないんですよ！

そうやって**無理なハードルを課すことが、運動が続かない一番の原因なのです。**

運動しなくなったジムの生徒さんたちをいっぱい見てきたので、私にはよーくわかります。


誰にだって都合があります。

運動できない日だって、気が向かない日だってありますよ。

そんなとき、「ああ、できなかった」と自己嫌悪になるのは、健康のためにも、本末転倒ではないかしら。

だから、たとえ1秒だけストレッチをした日だって、「今日もタキミカ体操をやったぞ」と思えばいいんです。

「1秒でもOK」がタキミカ体操のルール。

そうやって、心を常に元気に保ちましょうね。

あきらめちゃ、ダメですよ。

「体幹を強める」と、全身が効率よく動く！

さて、この第2章【タキミカ体操　基本編】では、「3つの可動域」に加えて、もうひとつ同時に行ってほしいことがあります。それは、

④体幹トレーニング

になります。

〝体幹〟とは、筋肉に加えて骨格や関節までを含めた「体の中心部の強度」を表します。

地面に生える木が、どっしりとした幹によって枝を支えるように、**人間の体も体幹によって支えられ、保たれています**。ですから、全身を機能的に効率よく動かすには、体幹を強めることが不可欠です。

体幹がしっかりしていると、末端の手足も大きな力を発揮しやすくなり、バランス

のとれた正しい姿勢を保ちやすくなります。また、動作が安定するため、日常生活でのケガや転倒を未然に防ぐことにもつながります。たとえば——

❶ **電車内でヨロヨロしない**（理想の姿勢を維持できる）
❷ **重い荷物も軽々と持てる**（力を出しやすくなる）
❸ **肩こりや腰痛、頭痛が軽減する**（体のゆがみが解消される）
❹ **息切れしにくくなる**（動作効率が良くなり、疲れにくくなる）
❺ **胃もたれ、消化不良、便秘等の改善が期待できる**（腹筋強化で内臓の機能改善）
❻ **ダイエットに成功する**（筋肉量が増えて、基礎代謝が上がる）

このように、体幹を鍛えるメリットは、数え上げればきりがありません。

じつは私も、ジムに通い始めた最初の数年間では、ほとんど体幹が鍛えられていなかったんです。ヨガのクラスで「片足で立つポーズ」をしようとすると、どうしてもグラついてしまってできませんでした。

その後、パーソナルトレーニングを始めて「瀧島さん、それは体幹が弱いからですよ」とアドバイスをもらいました。

それまでも運動自体は何年も続けていましたから、これは衝撃的でした。体幹力というのはきちんと意識しないと身につかない、というわけです。

体幹を鍛え始めたら、ヨガのポーズはもちろん、これまでグラついて成功しなかった動きが、どれもうまくできるようになりました。

「運動なんて何十年もやったことがない」

そんな人でも簡単にできる体幹トレーニングを用意しましたので、肩の力を抜いて挑戦してみてくださいね。

タキミカ体操の構成

53ページ〜77ページ

第2章　基本編

肩甲骨　背骨　股関節

3つの可動域アップ

＋

体幹トレーニング

＋

99ページ〜117ページ

第4章　筋トレ編

筋力トレーニング

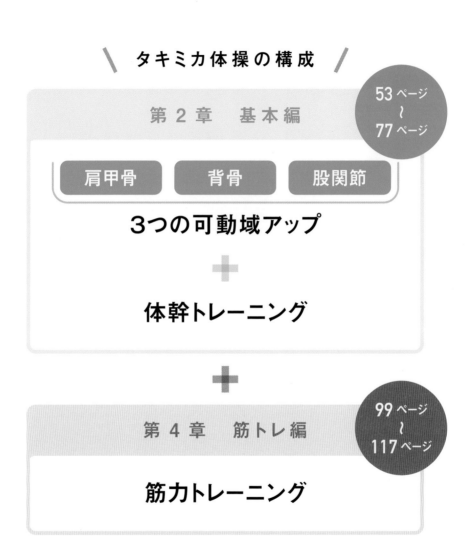

#「筋トレ」まで手が届けば、「老化」は絶対に撃退できる！

また、忘れてはならないのが「筋トレ」です。

年齢とともに筋肉量は低下しやすくなりますが、筋トレを行うことでシニアになっても筋肉を増やすことができます。

たとえば、高齢者を対象に、週2回、1時間程度の運動を行った研究があります。

その結果、**わずか1年間で筋肉量が5・5％も増加した**そうです。

65歳から運動を始めた私がいるんですから、この研究結果に間違いはないでしょう（笑）。90歳の現在のほうが、昔よりよっぽど体も動きますし、ラクに過ごせています。

こうなれば、不活動やロコモティブ・シンドロームの心配もなくなります。

私は「加齢」と「老化（衰え）」は別のものだと思っています。

「加齢」は自然の営みであって、誰にでも平等に訪れます。

一方で、「老化」は、人間自身が招くのだと思います。

「もう歳だから……」「この年齢になって……」というネガティブな気持ちで、何かをあきらめることから「老化」は始まります。

逆に言えば、**自分自身の手で「老化（衰え）」は防げるわけです。**皆さんに「タキミカ体操」にトライしてほしいのは、まさにそのためです。ロコモやフレイルなんて、心配している時間がもったいない。そんなことより、ぜひ一緒に、1秒でも多く体を動かしましょう！

ただし、最初のうちは**無理しないでくださいね。**

運動を敬遠してきた人は、まずこの第2章【基本編】だけでもいいので、毎日続けてみましょう。まだまだ私はやれます、という人は、第4章【筋トレ編】にも挑戦してみてください。

【基本編】と【筋トレ編】のどちらも続けられたなら、あなたはきっと心と体が軽くて快適なまま、これからの人生を謳歌していけるはずですから！

基本の体操

1

ぞうきんしぼり体操

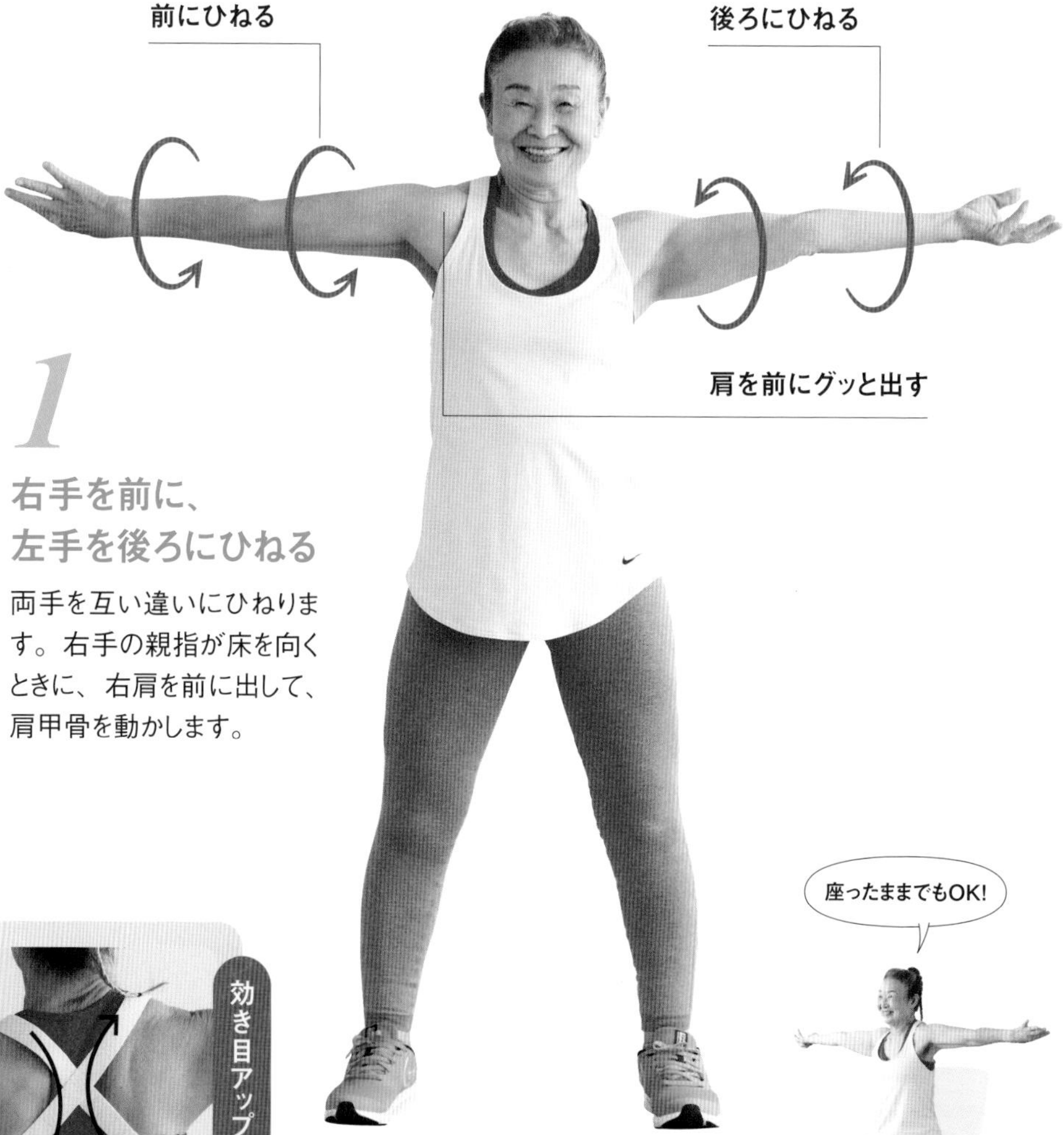
前にひねる
後ろにひねる
肩を前にグッと出す

1

右手を前に、左手を後ろにひねる

両手を互い違いにひねります。右手の親指が床を向くときに、右肩を前に出して、肩甲骨を動かします。

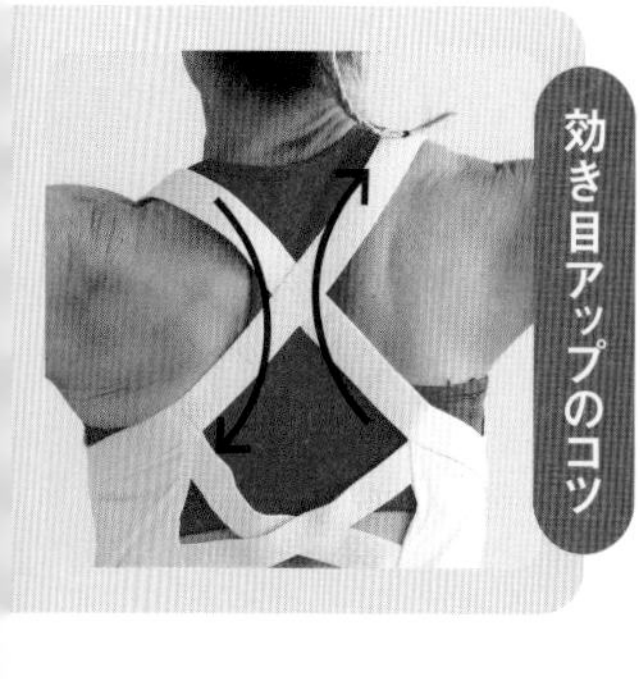
効き目アップのコツ

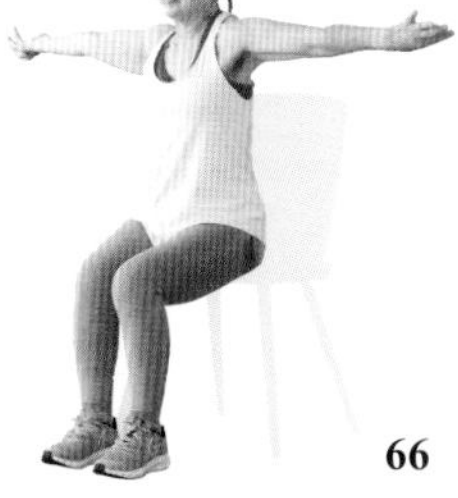
座ったままでもOK!

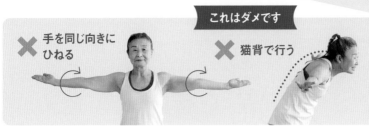

これはダメです

✖ 手を同じ向きにひねる

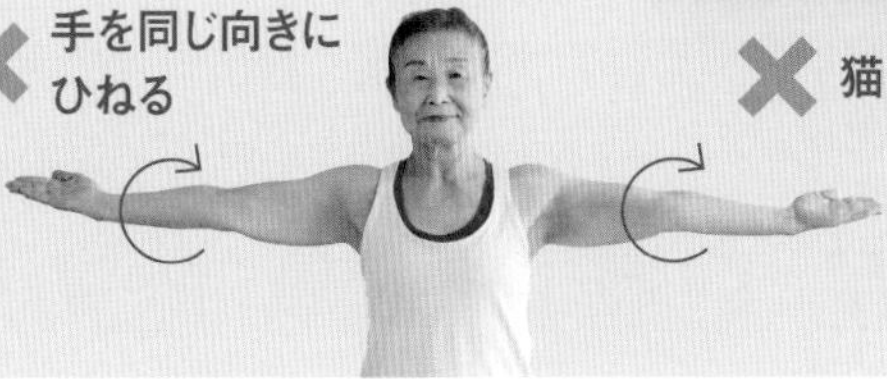

✖ 猫背で行う

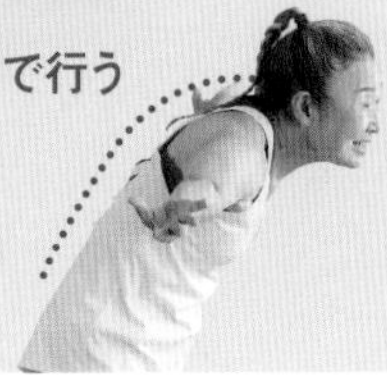

猫背になると肩甲骨が動かなくなるのでNGです。また同じ向きにひねると、効果が小さくなるのでもったいない！　ぞうきんをしぼるように、ひねりましょう。

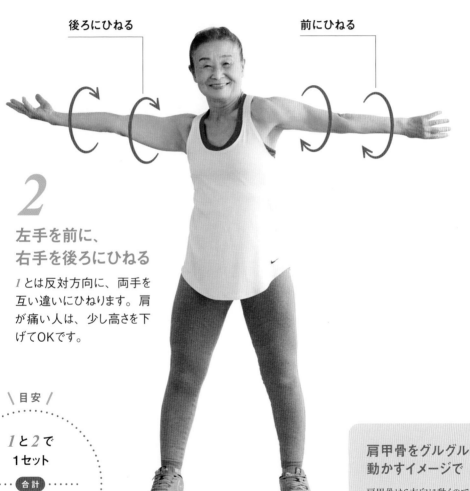

後ろにひねる　　前にひねる

2

左手を前に、右手を後ろにひねる

1 とは反対方向に、両手を互い違いにひねります。肩が痛い人は、少し高さを下げてOKです。

＼目安／

1 と *2* で
1セット

合計
10セット

肩甲骨をグルグル動かすイメージで

肩甲骨は6方向に動くので、「360度回す」くらい思いっきり行いましょう。肩を前にグッと出すとき、肩甲骨が大きく動きます。

基本の体操

2 犬猫《いぬねこ》体操

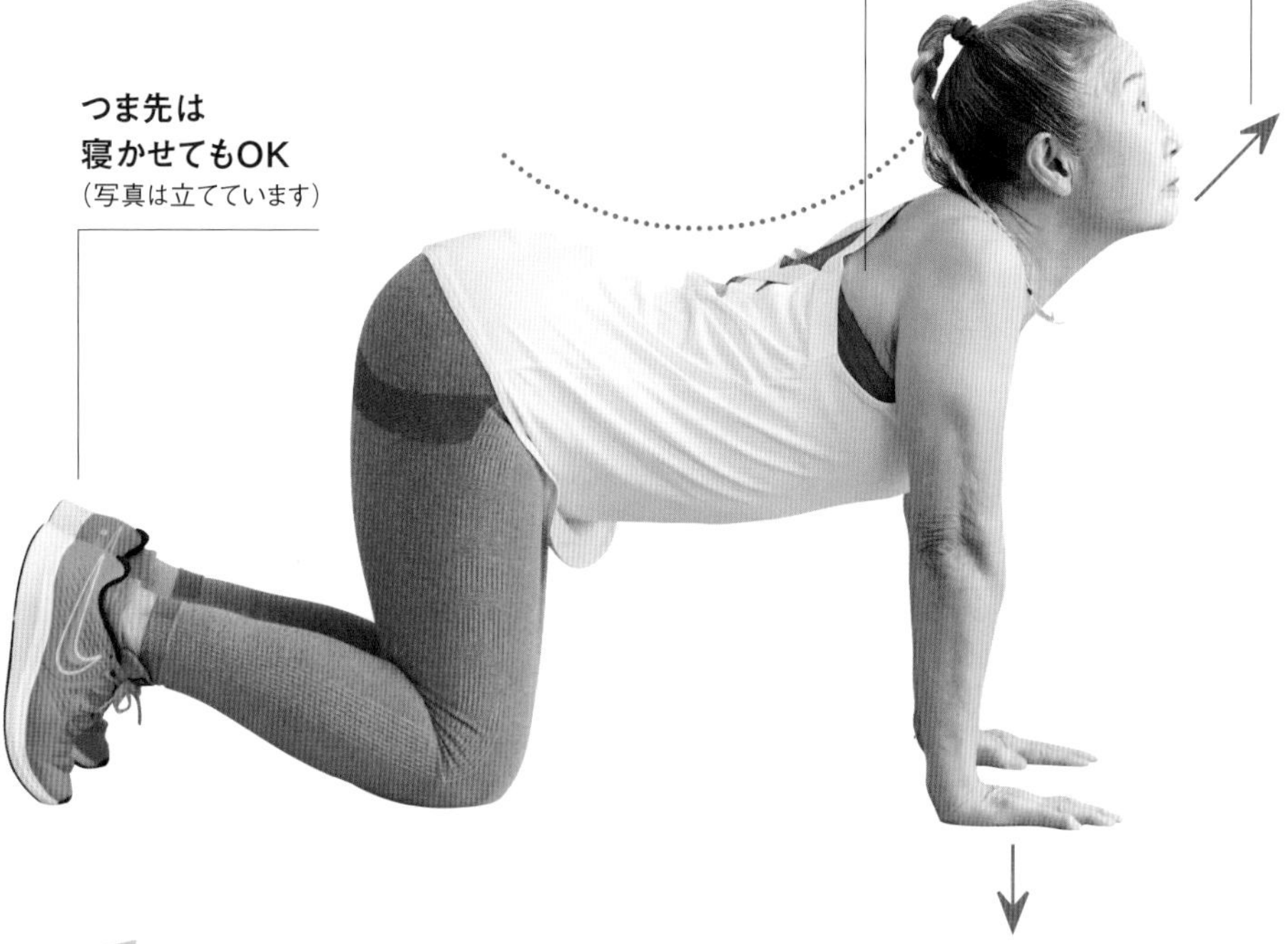
背中を反らせて
肩甲骨を寄せる
あごを天井へ向ける
つま先は
寝かせてもOK
（写真は立てています）

1

背中を「犬」のように反らせる

四《よ》つ這《ば》いになり、あごを上げて背骨を「谷型」に反らせる。息を吐きながら行う。このとき肩甲骨を中央に寄せる。

効き目アップのコツ

床をグッと押すイメージで

床を強く押す意識で行うと、ひじがピンと伸びます。さらに、背中が「山型」にも「谷型」にもしなりやすくなります。

これはダメです

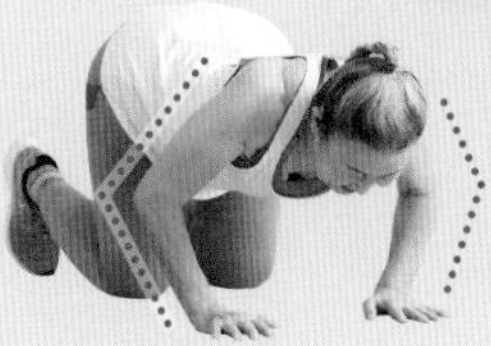

✖ ひじを曲げる

「腕立て伏せ」の姿勢はNG。肩甲骨が固定されて背骨がしならなくなります。また、腰が痛い人は絶対に無理をしないでください。

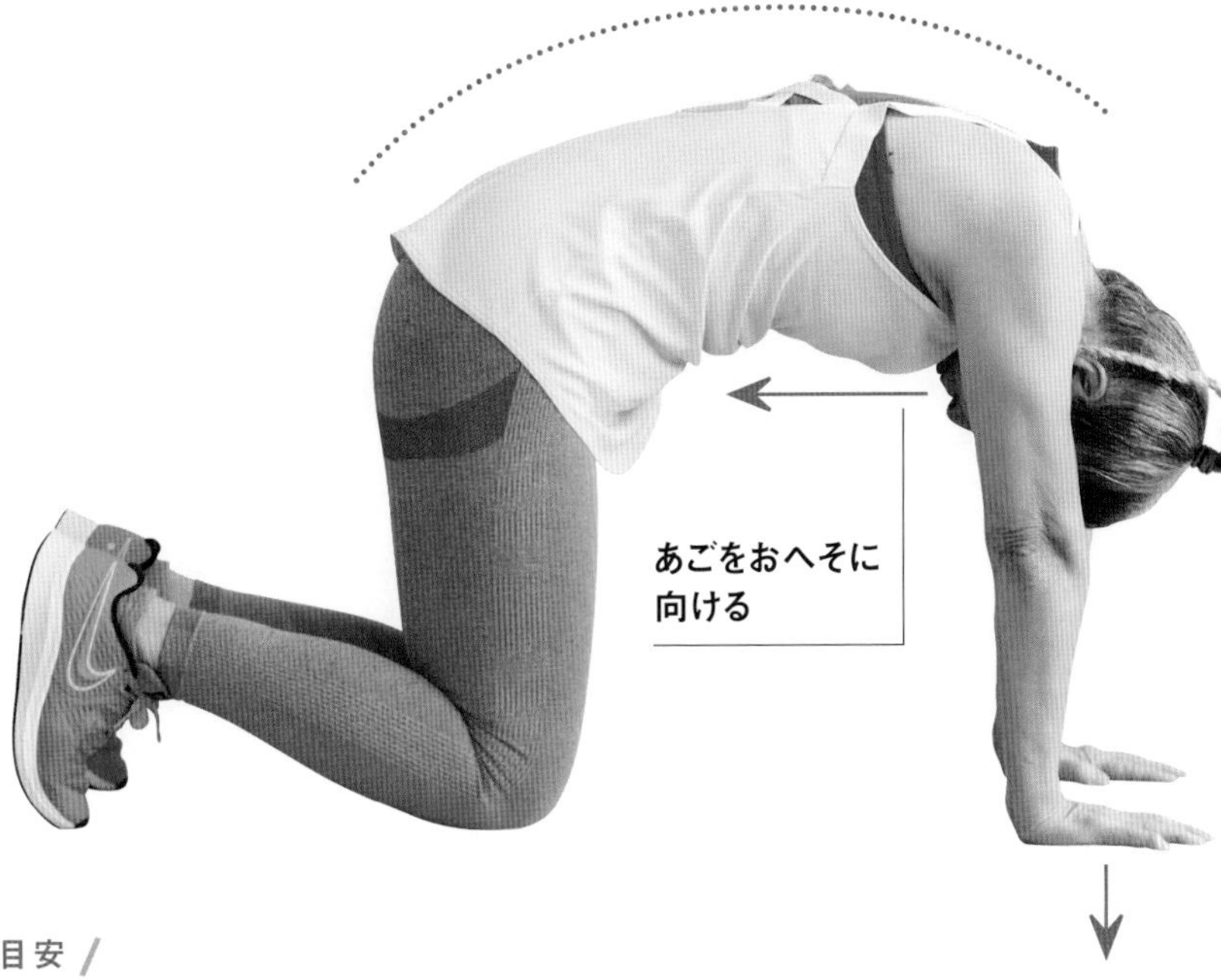
背中を丸める
肩甲骨を広げる
あごをおへそに
向ける

2 背中を「猫」のように丸める

あごをおへそのほうに向け、背骨のアーチを「山型」に丸める。息を吐きながら、肩甲骨を開く。

目安

1と2で
1セット

合計

10セット

基本の体操

3

四《し》股《こ》ひねり 体操

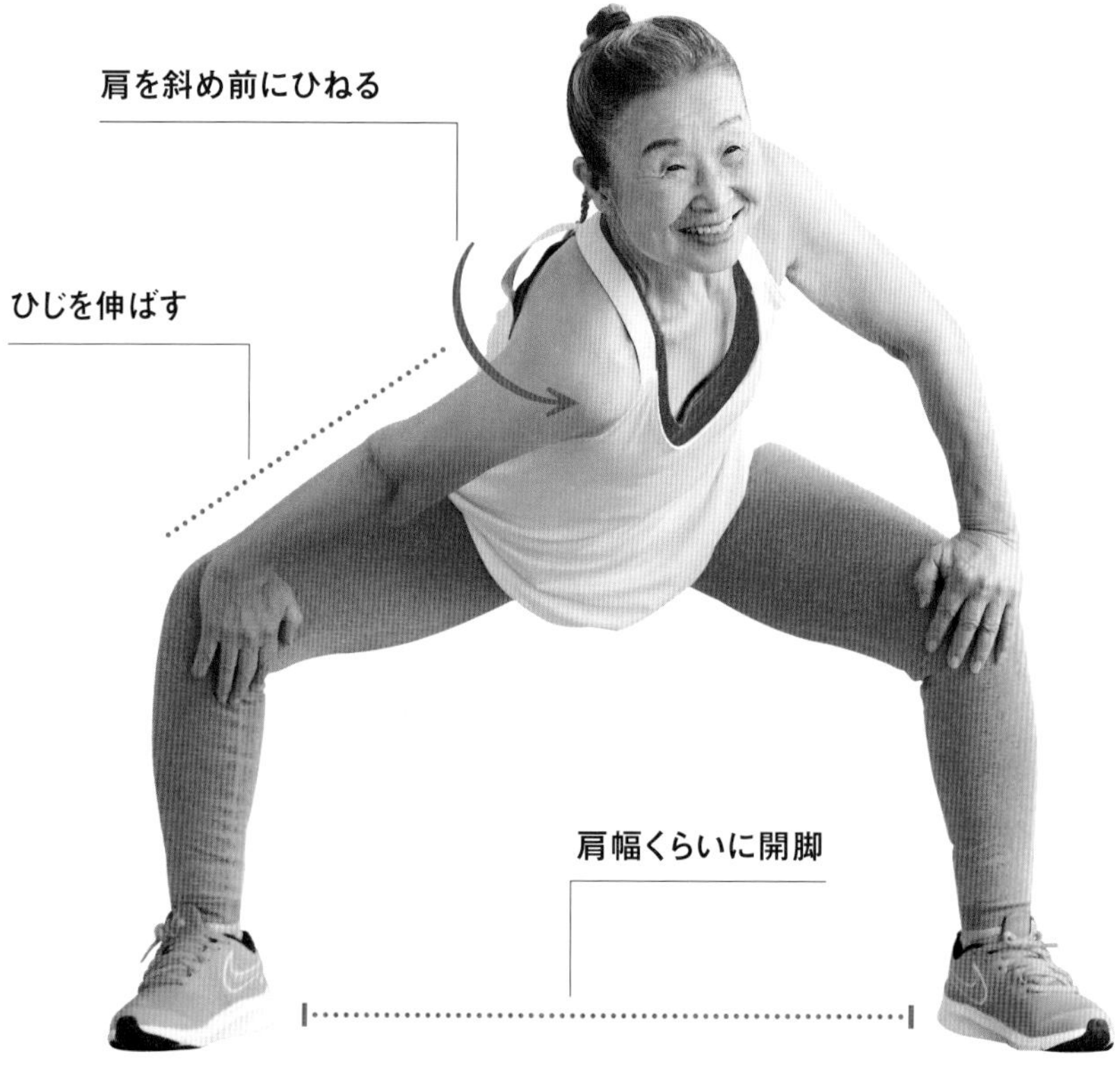
肩を斜め前にひねる
ひじを伸ばす
肩幅くらいに開脚

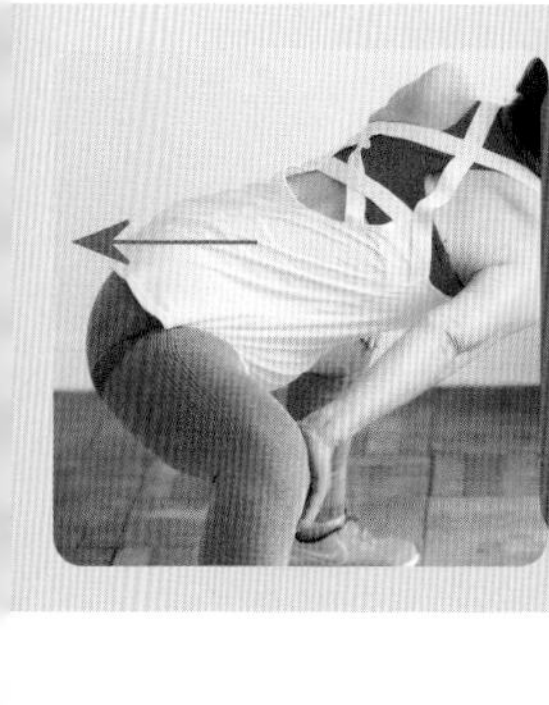

効き目アップのコツ

1 右肩を「斜め前」にひねり出す

相撲の“四股”の姿勢から、右肩を斜め前にひねる。右ひじをしっかり伸ばし、肩甲骨をグッと回す。5秒ほど行う。

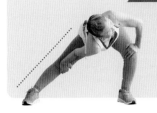

これはダメです

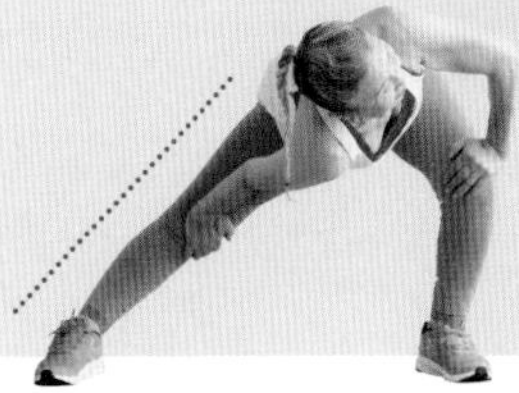

ひざが伸びる

ひざが伸びて内側に入ると、効果は半減。股関節がうまく動きません。両足の幅も、広げすぎて痛くならないようにご注意を。

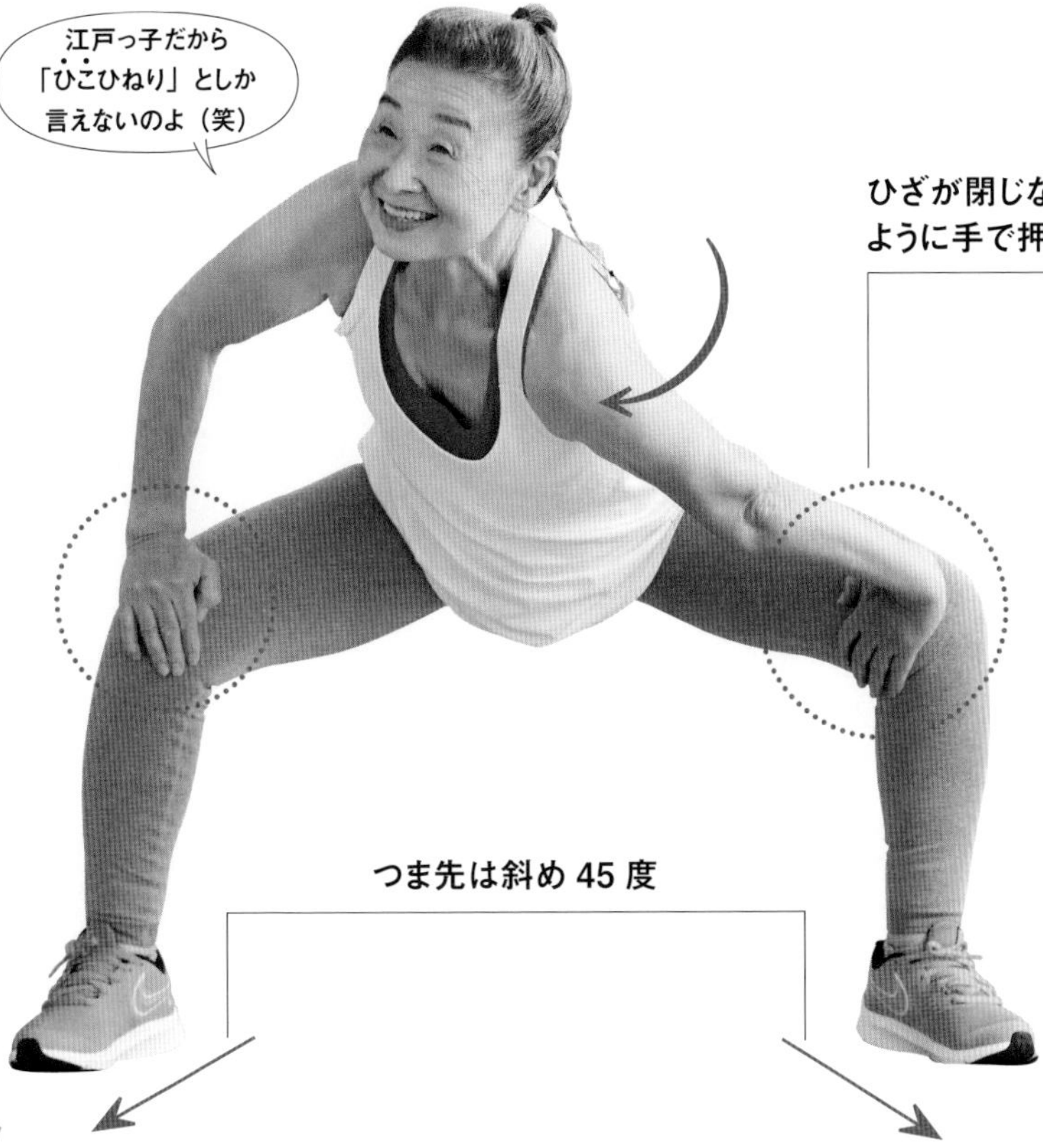
江戸っ子だから「ひこひねり」としか言えないのよ（笑）
ひざが閉じないように手で押さえる
つま先は斜め45度

＼目安／

*1*と*2*で1セット

合計

10セット

2 左肩を「斜め前」にひねり出す

*1*と同様に、左肩も斜め前にひねる。顔も一緒に回すとよい。5秒ほど行う。

お尻を突き出す意識をもつ

お尻を後ろにしっかり突き出すことで、股関節まわりを効果的にほぐすことができます。

基本の体操 4

つま先ウォーキング

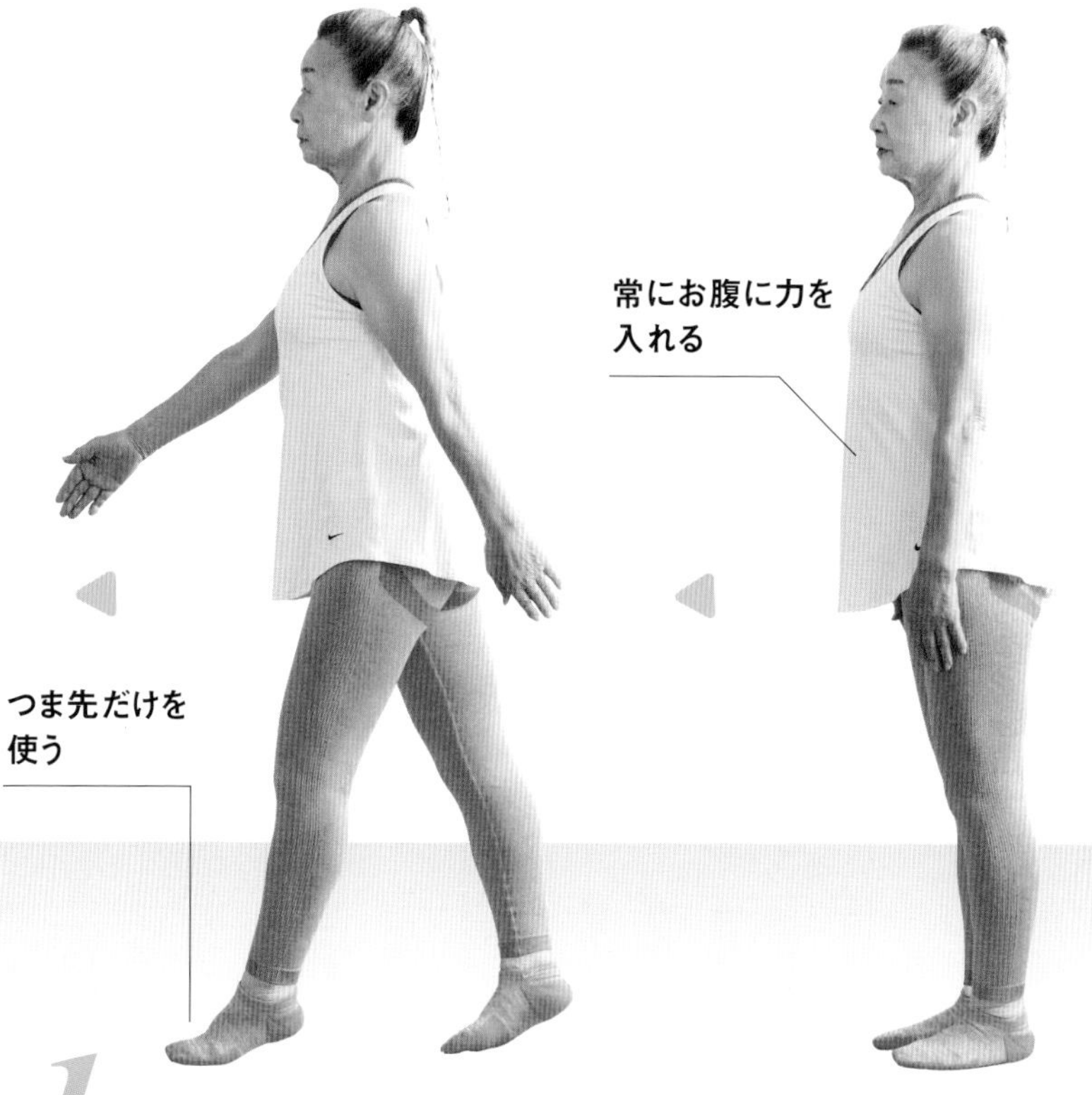

1

つま先で立って歩く

かかとを持ち上げて、つま先立ちをする。その状態のままで数メートル歩く。このとき、お腹にもグッと力を込めながら歩くと、いっそう体幹が強化できる。

効き目アップのコツ

スピードを気にせずゆっくりと歩く

「速く歩く」より「ゆっくり歩く」ほうが難しいもの。フラつく体をこらえることで、より体幹が鍛えられます。頭にペットボトルをのせるイメージで、真っすぐな姿勢を意識しましょう。

これはダメです

✖ スリッパで行う

スリッパを履いて行うのは転倒の原因となるため、絶対にやめましょう。タキミカは自宅では素足で行っています。

✖ かかとが浮いただけ

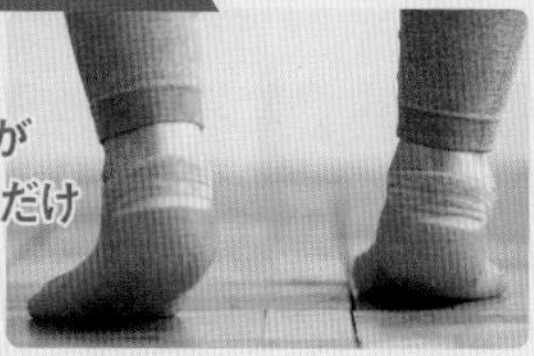

かかとが少し床から離れただけ、では効果ナシ。「つま先の指のみ」使って歩きましょう。フラつく、疲れる、という感覚が正解です。

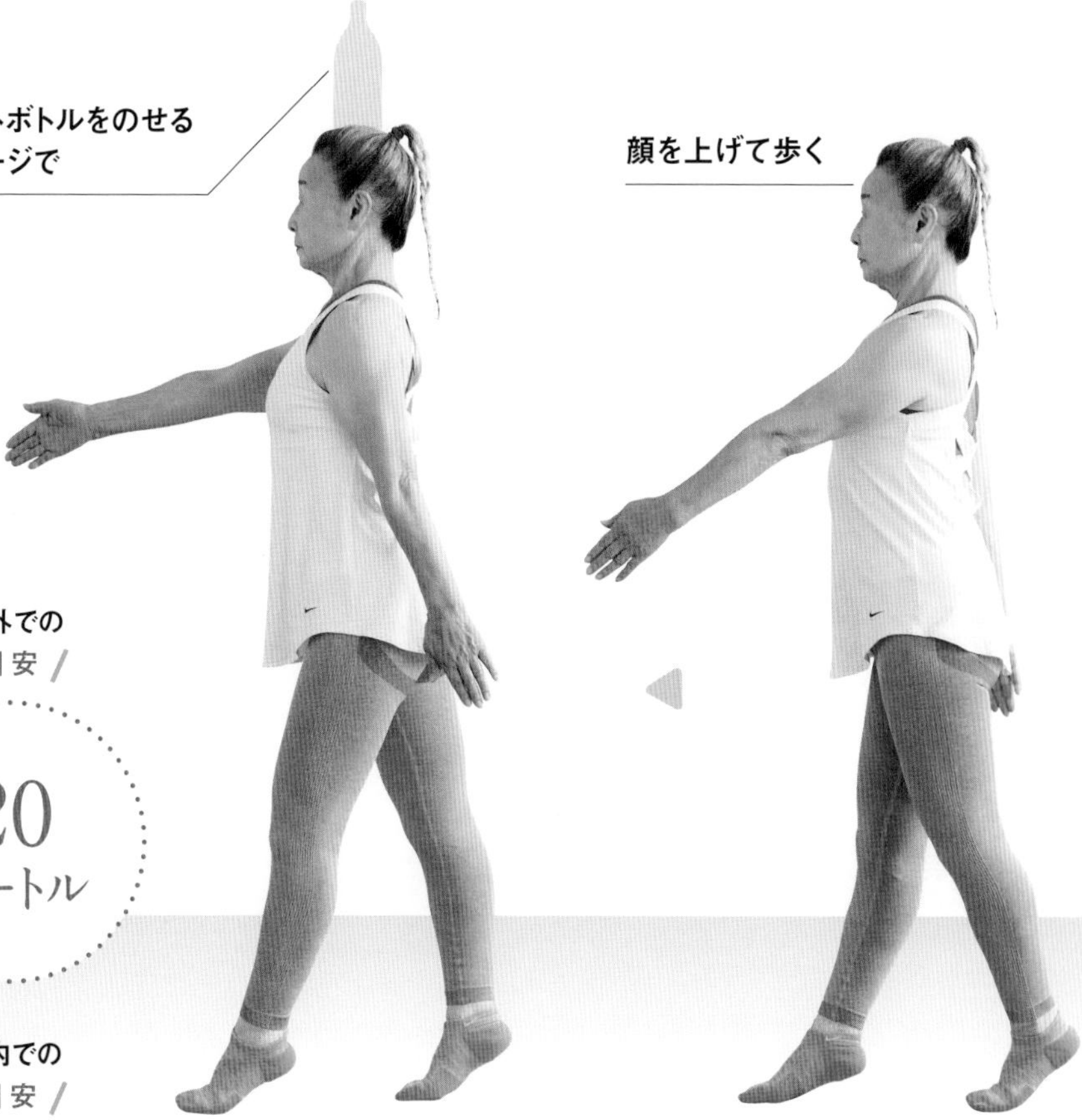

ペットボトルをのせるイメージで

顔を上げて歩く

屋外での
＼目安／

約20メートル

屋内での
＼目安／

*1*と*2*で
1往復
合計
5往復

2 Uターンしてつま先立ちで戻る

屋内で行うときは、部屋の突き当たりに着いたらUターン。*1*と同じフォームで、スタート位置まで歩く。

ストレッチ 1

足首まわし

1 つま先を「前後」に動かす

つま先を「ピンと伸ばす」「グッと起こす」という動きを、ゆっくり行う。後ろに少し寄りかかるような体勢で。

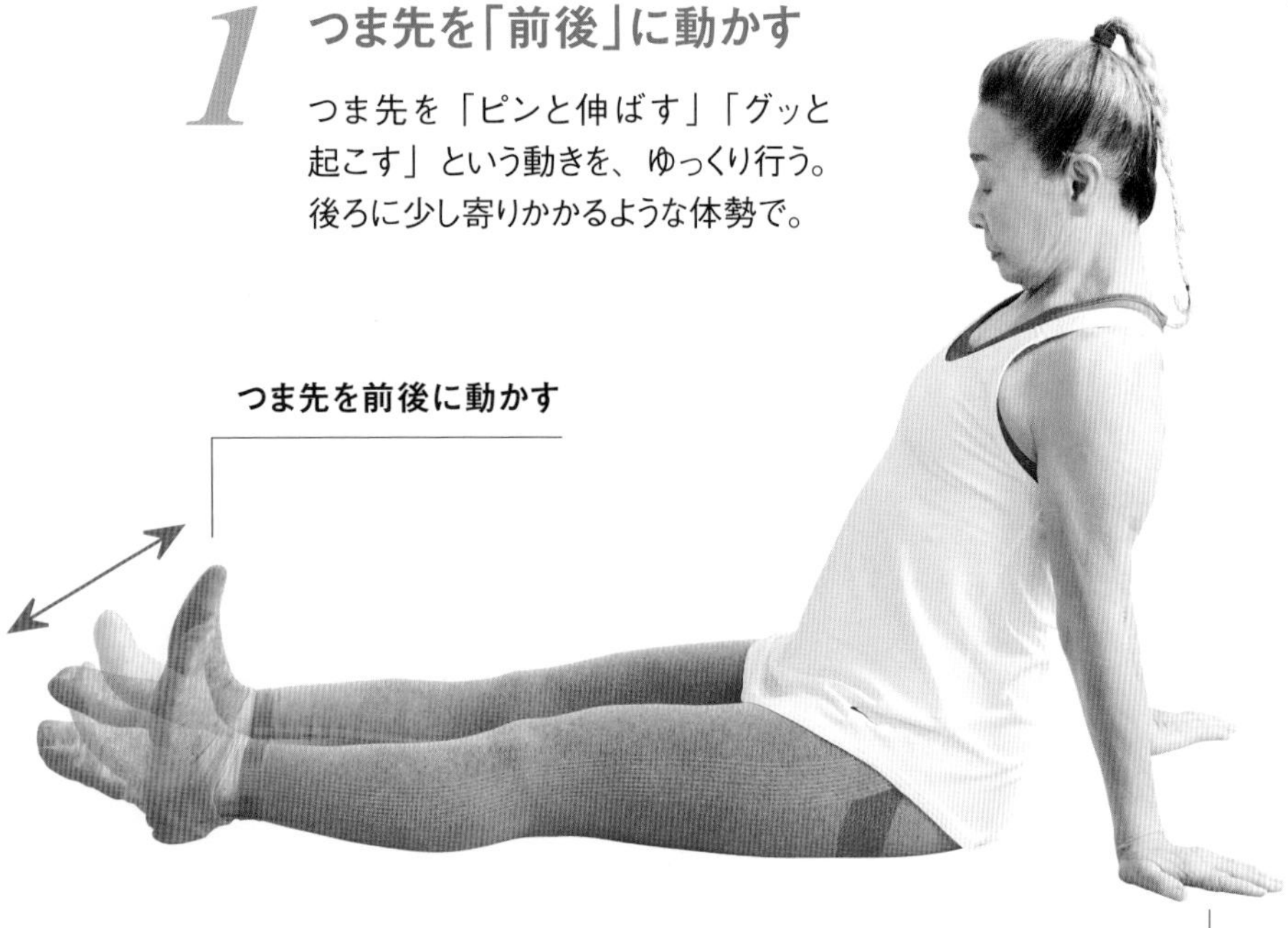
つま先を前後に動かす
両手はお尻の斜め後ろに

効き目アップのコツ

「足首だけ」に集中する

慣れる前は足首以外が動くので、「足首だけ」を回すように意識を。タキミカも最初は足首が「パキパキ」と鳴りましたが、今はスムーズに回せます。

これはダメです

✖ ひざが浮く

ひざが浮いた状態だと足首はほぐれません。両手をひざに当てて、浮かないようにしましょう。その状態であれば、ちょっと動かすだけでも効果はあります。

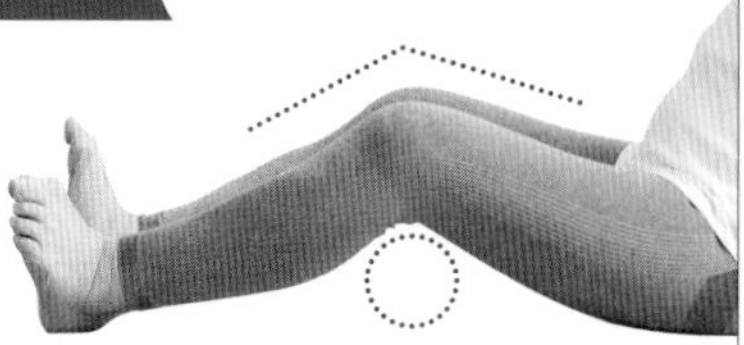

外回りの動かし方

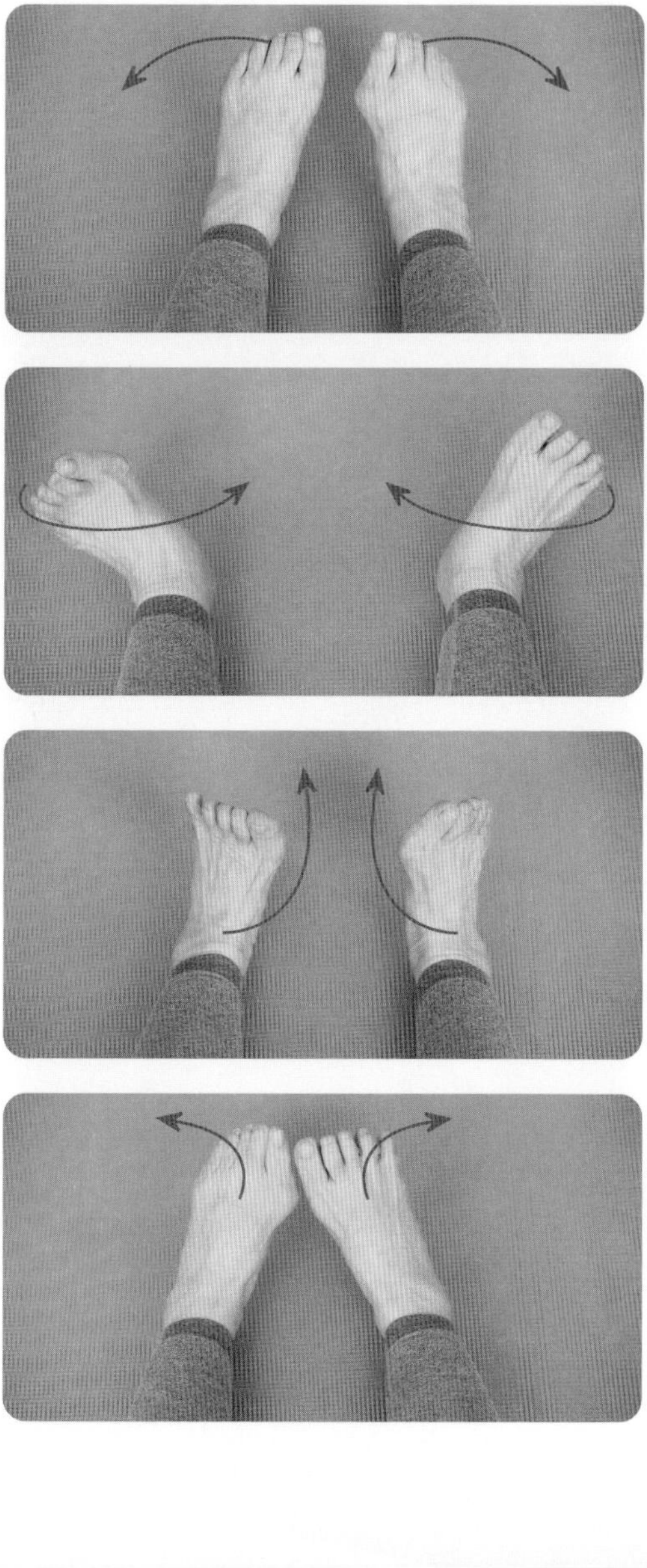

2

つま先を「外回り」と「内回り」に動かす

外側から内側へ、つま先を360度「外回り」に旋回《せんかい》させる（写真右）。一周させたら、今度は内側から外側へと「内回り」に旋回させる。

＼目安／

1 は
10往復

2 は
各10回

100歳まで転ばない「自分で歩ける力」を鍛えましょう

「転倒が怖くって、なかなか歩けないんです」

そう仰《おっしゃ》る高齢者やそのご家族のお気持ち、よくわかりますよ。

じつは私も最近、品川駅の下り階段でつまずいて、**あわや転倒しそうになったこと**がありますからね。

とっさのことだったけれど、3段飛ばしてジャンプして、無事に着地することができたんです。なんだか曲芸師みたいでしょう？

だけど、ケガひとつなかった本当の理由は、暇さえあればひとつ前のページの「足首まわし」をしていたおかげなんですよ。

つまり、普段から体を鍛えて筋肉をほぐしていると、つまずく回数も減るし、たとえつまずきかけたとしても大きく転倒するには至らないっていうこと。

だから私は、**「転倒を気にする人」にこそ、体を動かしてほしいんです。**

心配な人は、いつから始めたって遅くはありません！

第2章で紹介した体操とストレッチは一見簡単そうに見えますが、しっかり続けていけばその効能は抜群の体操ばかりです。

厚生労働省によると「65歳以降で歩行のスピードが徐々に遅くなる」そうです。

でも、最近の若い人をよく見ていると、明らかに歩くのが遅くなっていることがわかります。自覚のある方も多いのではないでしょうか。

体が動かなくなってから始めるのではなく、1日でも早く体をほぐして動かし始めましょう。

１００歳になっても「若いときと同じように歩ける」ように、いえ、「若いときよりも歩ける」ように、毎日タキミカ体操を続けてくださいね！

TAKIMIKA'S
COLUMN - 02

タキミカ式　運動のコツ

本編に登場しない私の運動習慣をいくつかご紹介しますね。
よければ、皆さんも取り入れてみてください！

バランスボールの使い方

ボールに腰掛けて、転ばない程度にポンポンと体を弾ませます。次に、「せーの」でピタッと体を静止させるの。“空気椅子”みたいな感じに。これで体幹や腹筋がしっかり鍛えられますよ。

開脚ストレッチの戻し方

足をベターッと開脚するストレッチが終わったら、太ももを上下にバタバタ小刻みに揺らしながら足を元に戻してみましょう。足のけいれんや故障を避けられます。ほかのストレッチにも応用できますよ。

音楽との付き合い方

私はトレーニングをするときに、音楽は聴きません。時間は限られているんだから、できるだけ運動に集中したいのよ。気のせいかもしれないけど、そのほうが運動の効率はよい気がします。

第3章

タキミカヒストリー

前編

「ピンチをしのいでも、また大ピンチ!」

バケツリレーも、防空壕《ぼうくうごう》もない自由な「今」を楽しんで

過去には戻れないけど、未来は変えられる

私の父は、お寿司屋さんのような割烹《かっぽう》を経営していました。

母も、その手伝いで朝から晩まで働き詰め。

だから私は、5人の姉や1人の兄によく遊んでもらっていたっけ。

当時の私は幼すぎて「妹なんだから、甘えさせてもらって当たり前」って感じていたの。でも……。もう一度、姉や兄に会って当時のお礼を言えたら、どんなに嬉しいことでしょう。

90歳になると、「直接お礼を言いたい人」って、数えきれないほどたくさんいるのよ。

でも、実際のところ、遠くに離れて住んでいたり、鬼籍《きせき》に入っていたりして難しいの。

「神さま仏さま、ひとことお礼を伝えるだけでもいいから、過去にちょっとだけ戻らせて！」

そんな気持ちに駆《か》られて、涙がにじむ日もあるわ。

だから、皆さんに伝えたいの。

「相手が元気なうちに、**感謝の気持ちを伝えたほうがいいわよ**」って。

恥ずかしいなら、せめて、楽しい時間を1秒でも多く一緒に過ごしてくださいね。

過去には戻れないけれど、未来はあなた次第なのよ。

小学校から女学校にかけての数年間は、ずっと戦争中。

6歳で日中戦争、10歳で太平洋戦争が始まり、終戦を迎えたのが14歳のとき。授業のかたわら「軍事訓練」が行われたりして、大変な時代だったのよ。

「部活動」もありませんでした。当時はそもそも「スポーツをする」という考え自体がありませんからね。私と同年代の人は、運動なんてあまり経験がないはずよ。振り返ってみると、「**消火訓練のためのバケツリレー**」が、唯一の運動経験だったなと思います。

戦時中の記憶と言えば、思い浮かぶのはふたつのこと。

ひとつ目は、ある日突然、私の通う学校に〝父親が迎えに来てくれた〟こと。敵機の空襲の知らせを聞き、居ても立ってもいられなくなったのでしょう。学校にわざわざ駆けつけてくれたのよ。お友達の前でちょっと恥ずかしかったけれど、教室に駆け込んだときの父の必死な顔、今もはっきりと覚えているわ。

父は仕事が忙しく、一緒に過ごす時間が長いわけではなかったの。だけど、あの父の表情を思い出すたび「私はとっても愛されていたんだなぁ」って感じるの。きっと誰にでも、そんな思い出のひとつやふたつは、記憶の底にあるはずよ。

ふたつ目の思い出は、〝防空壕〟によく逃げ込んでいたこと。

戦争中は、庭などに避難用の穴を掘って、そこに逃げ込むのが普通のことでした。昼夜問わず、敵機がやってくると、「**ウウゥ――**」という大きなサイレンが、町内に鳴り響くの。最近で言えば、地震のときに携帯電話から鳴るアラート音のようなものね。
防空壕の中で震える私の手を、父がガサガサの手で包んでくれたっけ。80年ほども前の手のぬくもりをまだよく覚えているんだから、人の記憶って面白いわよね。

でも、父の手がなぜあんなに「ガサガサ」だったのか。その理由に後年まで気づかなかったの。それは**父が、家族のために、仕事場でずっと手を使って働いてくれたから。**私自身がのちに専業主婦になって、毎日食事をつくったり、糠床《ぬかどこ》をかき回したり、水仕事で手荒れするようになってから、ようやくそのことに気づけたの。

「自分よりも、まず家族を大切にしなきゃ」
そんな気持ちで働いている、今の現役世代やママさんたちも多いんじゃないかしら。どんなによく効くハンドクリームがあったとしても、けっきょく自分自身をケアする時間が取れなくて、手も心もガサガサになっている人は多いものです。父の場合もきっとそう。でも、いつかきっと誰かが、あなたの頑張りに気づいて、感謝してくれるはず。めげてはいけませんよ。

「今、やりたいこと」なんてなかった少女が……

それにしても、戦中・戦後はとても不便な時代だったわ。

物騒な世の中だったから、旅行に連れていってもらうなんて、夢のまた夢。その息苦しさは、現代のコロナ禍の状況と、ちょっぴり似ているところがあるかもしれません。

それにあの頃は、「将来やりたいこと」や「将来なりたい姿」なんて一秒も考える余裕がなかったわ。今日、生きのびられたら万々歳《ばんばんざい》。毎日、必死でした。

ときどき、自分の胸に問いかけることがあります。

あの頃の私に、「将来の夢」なんてなかったよね、って。

それどころか「今、やりたいこと」すら見えなかった。何があっても生きのびなきゃ、と追い立てられるような気持ちしかなかったの。

「年頃になったら結婚して、家庭に入る」

今の若い人たちからすると、冗談に受け取られてしまうかもしれないけれど、それが、当時の私が思い描ける最大の夢でした。それから70年後に、87歳でフィットネス

インストラクターとして活動するなんて、想像することもできなかったわ（笑）

だから皆さん、少しだけ耳を傾けてくださる？

今は特に面白いことがない、窮屈《きゅうくつ》に思える毎日でも。外を出歩いたり、大勢の友人と遊んだりすることもない、彩《いろど》りに欠けたように見える毎日でも。人生を「面白くないもの」とあきらめるのは、まだぜーんぜん早いですよ。

長く生きていれば、いろんな時期があります。静かな時期には、自分の成長のために、できることをすればいいの。あとになって、それが絶対に活《い》きてきます。

それに今の私たちって、じつはけっこう「自由」なんだから。毎朝お水を一杯飲みながら、「今日もストレッチできるわ」って思うだけで楽しくて、お天道《てんとう》さまに感謝したりね。当たり前すぎて気づきにくいけれど、昔よりも、自由に生きられる時代なんですよ。

だから、みんなもっと好きなことをすればいいと思うの。

ときには、まわりの視線なんて「知らないフリ」したっていいものよ。

花の銀座レディから一転、嵐のような専業主婦生活に

「1秒」もなかった自分のための時間

その後、女学校を卒業した私は、就職します。
銀座にあるデパートの子ども服ブランドのショップで働いていたの。当時から銀座のデパートは花形の就職先でしたから、働けて幸運でしたね。

そのうちに、知人の紹介で知り合った現在の夫と1年間の交際を経て、結婚することに。夫は寡黙《かもく》なタイプで、おしゃべり好きな私と性格が正反対だから、かえって相性が良かったのかもしれません。ほとんどケンカもしないのよ。

「プロポーズの言葉は何でしたか？」

よく聞かれますけど、そんなの、あるわけないじゃない（笑）。昔は、ドラマで描かれるような甘い恋愛は珍しかったの。ともあれ私は、平凡だけれど幸せな主婦になれました。

ただ、それからの人生が〝予想外〟の展開だったのよね。

24歳で結婚をして、ひとり目の娘が生まれたところ、そのお世話で毎日がてんてこまいになってしまいました。

それまでは実家暮らしで、それなりに甘やかされて育ちましたからね。**家事も育児も初めてのことだらけで、苦労しました。**自分としては、日々、もう大ピンチの状態だったの。**誰か、助けて～！**の連続でした。

しかも、その3年後にふたり目の娘が誕生。

家をキレイに保ち、ごはんを毎食手作りし、２人の娘たちが幼稚園、小学校、中学校と進級するのをサポートするだけで、私は限界ギリギリ。毎日、家の中で台風が吹き荒れているような目まぐるしい生活でした。

この時期の私は、本当によく動きまわっていたわ。

「こまねずみのように働く」という言葉があるけれど、本当にその通り。「自分の好きなこと」に取り組むどころか、**自分の身なりにゆっくり構《かま》うことすら難しい。**そんな忙《せわ》しない日々でした。

そのおかげかもしれませんが、体形はベストの状態を保てていました。身長150センチ、体重42キロ。体も動かしやすかったわ。

おまけに、30代、40代、50代になっても病気ひとつせず、風邪ひとつひかなかった。「50代前後から訪れる」とよくいわれる更年期の症状も、何ひとつ現れなかった。血糖値も血圧値も、きわめて正常。いつも子育てに必死でしたから、おかげで体が強くなったことに感謝しています。

当時は「自分の時間」なんて、ほとんどなかったんだけれども、自分の「役割」はきちんとありました。振り返ると、それはそれでよかったのよね。妻として、母として、自分の役割を求められることがじつは有《あ》り難《がた》いんだなって、私はあとから痛感したの。娘たちが結婚して、独立したあとにね。

今は、社会人として働き続ける女性も多いわよね。私は、彼女たちを心から尊敬しています。自分の「役割」が増えると、自分の「時間」が減るときもある。だけれど、**「役割」を求められているって、じつは特別なことなの。**

人生には必ず、てんやわんやの時期がきます。

それは皆さんが、「役割」を果たしているという証《あか》しです。

特に、女性は結婚、出産、育児、介護……。

時期によって、やるべきことの「優先順位」が変わるもの。

さらに、「てんやわんや」は永久に続くわけがありません。

冬のあとには、必ず春がやってきます。

私の場合、それは65歳でやってきましたよ（笑）

自分がおデブだと思い知らされた日

家事でも遊びでも、「逃げ出す」クセがつく

本当は隠しておきたいけれど、やはり白状しないといけませんね。
50代を過ぎた頃、**私にとって人生最大のピンチが訪れました。**
そう、体重が15キロ増えちゃっていたのよね。

理由は簡単。
娘たちふたりを嫁に行かせてからというもの、急に暇になったからです。毎日、テレビを見ながら、おやつを食べて、ゴロゴロしていたの。人間って時間が余ると、ろ

くなことをしないものね（笑）

「ママ、最近、太ったわよね？」そう、娘たちに問い詰められました。

「お前、太ったんじゃないか？」夫にもそんな風に心配されました。

面白いことに、体形や体重の変化ってなかなか気づけないもので、自分では本当に「そんなに変わっていないわよ！」と思っていたの。

でも、〝外野の大合唱〟がうるさくなってきたものだから、私、しばらくはいていなかったジーパンに足を通してみたんです。すると――太ももがパッツパツで、ファスナーが閉まらなかったの！　ひざより上に、ズボンを上げられないし……。

もう大ショック！　信じられない！

忙しかった子育て中は、一瞬でスムーズにはけていたのに……。細身のシルエットも素敵に決まっていたはずなのに……。恐る恐る確認すると、真下の床を見ることができない**見事な「三段腹」になっていたの**。体重をはかると57キロでした。

暮らしの中でも不便なことが増えていきました。

たとえば、「お風呂掃除」。

それまでは浴槽の中に入らないで、ゴシゴシ掃除をしていました。どうするかというと、上半身を折り曲げて、スポンジを持った腕を浴槽内に伸ばしていたんです。でも、お腹にお肉がつきすぎたせいでしょう、その姿勢が苦しくて、洗いにくくなったの……。

見かねた夫が、「長い取っ手」のブラシを買ってきてくれたの。でも悔しい気持ちもあった私は、今まで通りに洗っていました。するとあるとき、体勢がグラついて、おでこを浴槽に強打するなんて事件まで起こすハメに……。

次に不便だったのは、「記念撮影」に気軽に応じられないこと。

たまに帰ってきてくれる娘たちが、「みんなで撮ろうよ」とカメラを向けてくれたときも……。私、よく逃げ回っていたのよ。

絶対、やめて～！って。

だから、太っていた時期の写真は、ゼロ。

今思えば1枚くらい撮っておけば面白かったかもしれないわ。

でも、**太っているときって、その写真を本当に残したくないのよ。**この女心、わかってもらえるかしら……。

「ポッコリお腹」を隠していたタキミカ黒歴史

体重が増えちゃったとき。

手っ取り早く、なんとかしたいときは……。

そう、お洋服を買い替えちゃえばいいの。

でも、ひとまわりも、ふたまわりも大きくなったサイズのお洋服を見るたびに、自分の気持ちがどんよりするものです。

そうなると、おしゃれをする機会も激減。自分の体形をカバーするつもりでお洋服を選ぶのって、つまらないったらありゃしない。

「自分の体のラインを隠すこと」って、「自分の本当の気持ちを隠すこと」でもあるのよね。

「ピチピチに見えないように、ダボダボで着たい」そう考えながら選ぶでしょう？

ほんと、悲しくなっちゃうわ。

いったん、「隠しグセ」がついてしまうと……鏡を見るのがイヤになるの。おしゃれの選択肢がどんどん狭まって、装《よそお》うことがつまらなくなる。結果的に、「おしゃれ」という人生の醍醐味《だいごみ》が、確実にひとつ、減るわけです。

若い人にはわからないかもしれないけれど……。

60代でも、90代でも、常におしゃれを楽しみたいものなのよ。

とんでもない！

「いい歳なんだから、おしゃれなんて、もうどうでもいいんじゃない？」ですって？

歳をとったからこそ、自由におしゃれを楽しみたい。これまで周囲の目を気にしてできなかった恰好《かっこう》をしてみたいものです。「こうあるべき」っていう世の中の価値観にしばられずにね。

もっと言うとね、90代こそ「ファッション」が元気の源なのよ。一般的な〝おしゃれ〟じゃなくても構わないの。何よりも服を着ている本人が、自信をもって大好きな

当時の服で、
唯一タンスの奥に
残っていた
貴重なぶかぶかの
ズボン

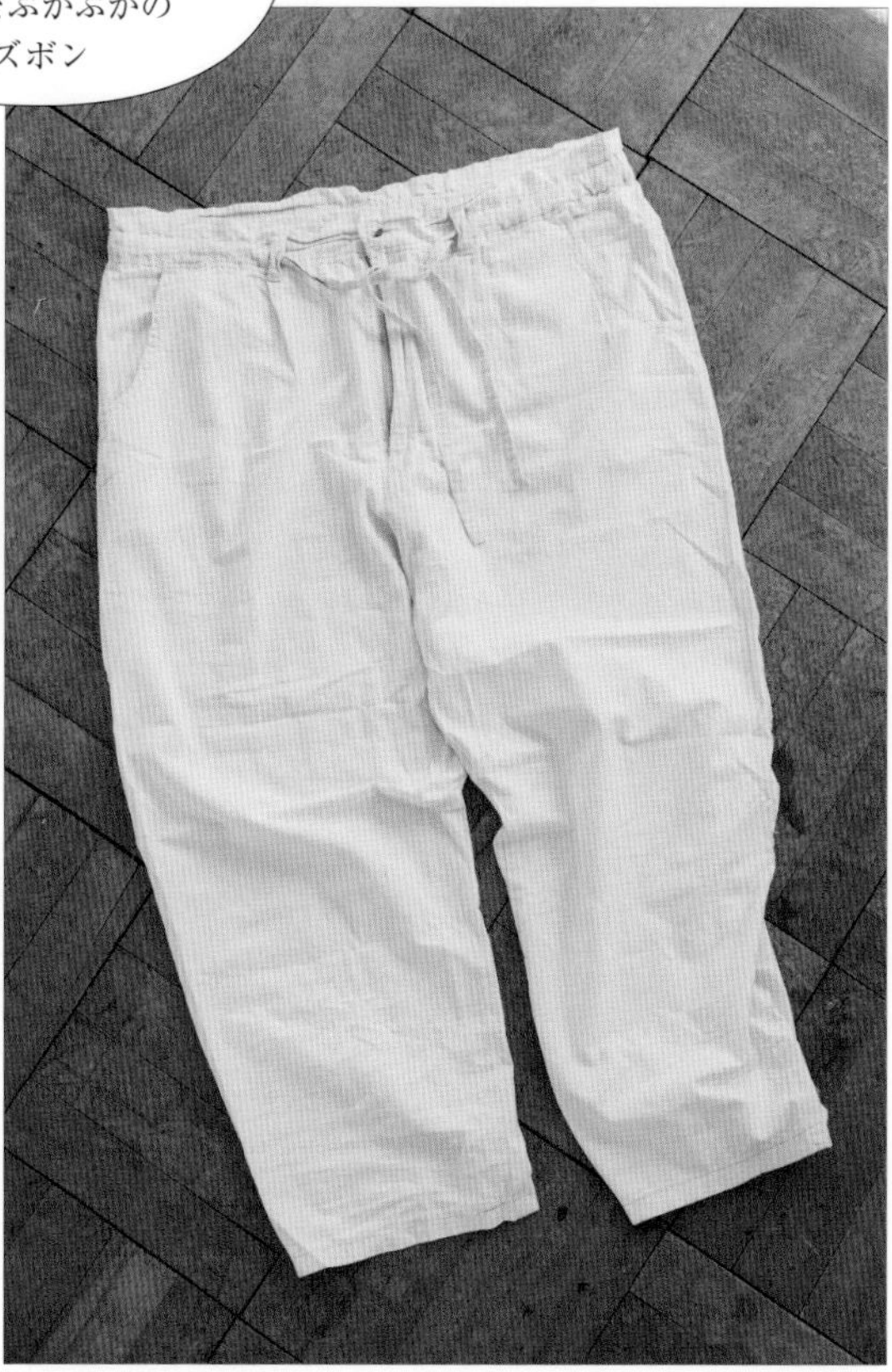

恰好をしていることが大切よ。

ファッションがキマらなかったら、1日中つまらないわ。

反対に、ファッションがキマると、気分が一瞬で華やぐこともあります。

その感覚は、少女の頃より敏感になっているかもしれません。私のように「人生の後半組」に身を置く人にとっては、1日1日が、以前よりずっと大切なの。

ズボンがはけなくなって、私はようやく自分の体が〝大変な事態〟に陥《おちい》っていることに気がついたのです。


さて、ちょうどその頃、近所に**フィットネスジム**ができたんです。

おそらく、心配した夫がわざわざ探してきたんでしょうね。「こういうところがあるぞ。行ってみたらどうだ?」と勧《すす》められたの。

当時の私は、全然そんな気になれなかったの。だけど、夫が車で送ってくれるとまで言うから、重たい腰を上げて1日体験に行ってみたんです。「一緒に参加しましょう」と誘い続けましたが、夫は参加してくれなかったの。ある意味、放り込まれたって感

じよね（笑）

でも、これが**運命の1日**になるとは、当時は想像すらしていませんでした――。

（続きは119ページの第5章から始まります）

TAKIMIKA'S
COLUMN - 03

タキミカの三食

私の食事は、ときどき独特だと言われることがあります。
まず、「朝食」と「夕食」はたくさん食べます。納豆やキムチ、ヨーグルトなどの発酵食品は、朝晩どちらも登場しますね。92歳と90歳の夫婦が食べるにしては量が多い、と驚かれます。
余談ですが、何十年も生きてる間に納豆1パックあたりの量が減ってきた気がして、毎食2パック食べないと満足できなくなったのよね（笑）
一方で、「昼」は軽めにしているの。フルーツひとつと乳酸飲料などで済ませることが多いかしら。運動中に体が動きにくくなるのがイヤなんですよ。眠たくなっちゃいますし、昼を軽めにすることで1日を快適に過ごしていますね。

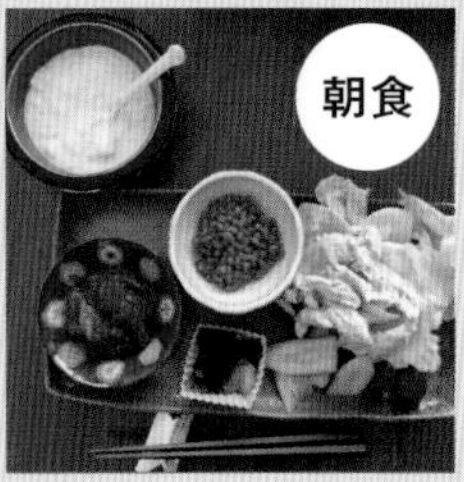

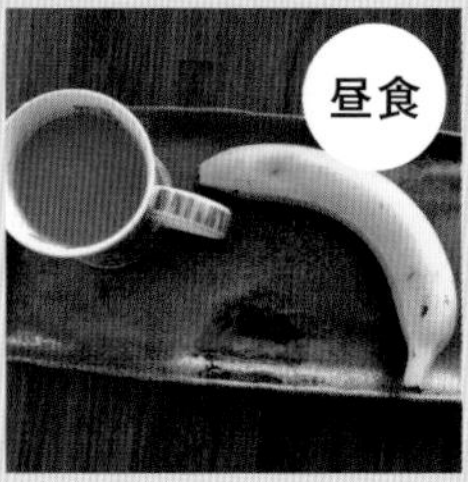

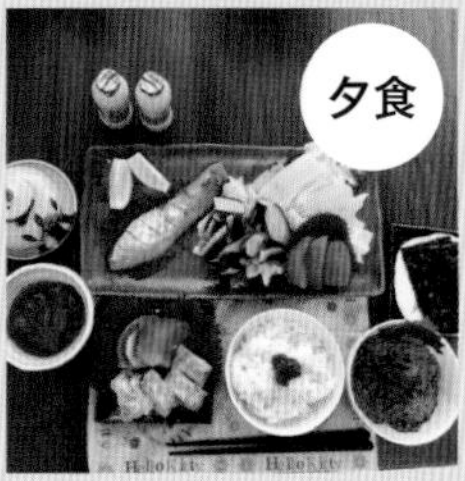

第4章

タキミカ体操

筋トレ編

「4つのメニューで史上最高の体に」

「筋肉が減る」という定説は間違い

第2章【タキミカ体操　基本編】で、体の可動域を広げ、体幹を強めたら。

お次は「筋力トレーニング編」です。

動きやすくなった体に筋肉がつけば、それはもう〝**自分史上最高の肉体**〟ですよ。


私自身、意識的に筋トレを始めたのは、パーソナルレッスンを受けるようになった79歳からでした。

それ以前の私は、師・中沢先生いわく「太ってはいないけれども、体幹も、くびれも、筋肉もない体」とのことでした。そこで、**80歳で初めてバーベル上げに挑戦して、筋肉を鍛え始めました**。ほかにもチューブやマシンを使ったトレーニングでは、「この筋肉だけを使って上げ下げするんだ」などと意識しながら、効率よく運動に励みました。

自分では案外、変化はわからないものです。ですが、中沢先生は「毎週会うたびに、体つきが変わっている」と感じていらっしゃったそうです。それとタキミカ体操の生徒・佐藤道子さん（23ページ）にも、「数年前にお会いしたときよりも、体がひとまわり大きくなっていて驚いた」なんて嬉しいお言葉もいただきました。

一般的には、人間の筋力のピークは20代。それから1年ごとに1％ずつ減り始め、「70代の筋肉量は20代の約半分」というのが定説になっています。

このように筋肉が減少する現象を「サルコペニア症候群」と呼びます。そんな状態が続くと転倒や骨折のリスクが高まり、寝たきり生活に突き進みやすいことは、皆さんもよくご存じですよね。

でも、安心してください。私をご覧いただければ、**いくつになっても筋肉量が増やせることは、もうおわかりですね。**

皆さんがタキミカ体操を続けていけば、10年後には、〝筋肉が減っていく定説〟は間違いだったと覆《くつがえ》るかもしれません。そうなれば、世界中の未来は明るいですね。

最小の動きで、全身パーフェクトに鍛える

じつは、全身筋肉量の約7割を、「下半身」が占めています。ですから、まずは下半身をほぐして鍛えることが、〝自分史上最高の肉体〟への最短アプローチになります。

特に、スクワットは一石三鳥《いっせきさんちょう》！　体幹の強化、ひざの強化、ヒップアップの3つを同時に行えるんですもの。やらない手はないわ！

この第4章では「下半身」「体の前面」「体の背面」「腹筋」を強くできる**【基本の筋トレ】を4つ**ご用意しました。**この4つだけで、全身をまんべんなく鍛えられるように厳選してあります。**たくさんの種類の筋トレをしなくて楽チンでしょう？（笑）

ストレッチふたつと合わせて、ぜひ習慣化させていただきたいと思います。

筋トレを日常的に行うことで、さまざまな痛みや問題を遠ざけられます。

その証拠が、私のひざ。

私もひざ痛の不安に駆られた時期があったのよ。そこで中沢先生に相談したんです。

「私はいったい、いつ頃ひざ痛になるんでしょうか?」って。

すると、こう返されました。

「ひざまわりの筋肉をそれだけ鍛えている人は、これからもひざ痛と無縁ですよ」って。

当時はまだ筋トレ歴も浅かったので、「そういうものなのか」と思うだけでした。でも今では納得できます。体に現れる痛みやトラブルの多くは、筋肉を鍛えることで遠ざけられるときもあるんです。

筋トレを楽しみながら、病気やケガを予防できる。それって素晴らしいわよね。

タキミカ体操に、特別な道具は何も要りません。いつ、どこでも行えます。

「1秒でもやったことにしてOK」なので、気づいたときに一瞬だけでも行ってくださいね。

さあ、タキミカと一緒に筋トレの世界へまいりましょう!

基本の筋トレ 1

バランススクワット

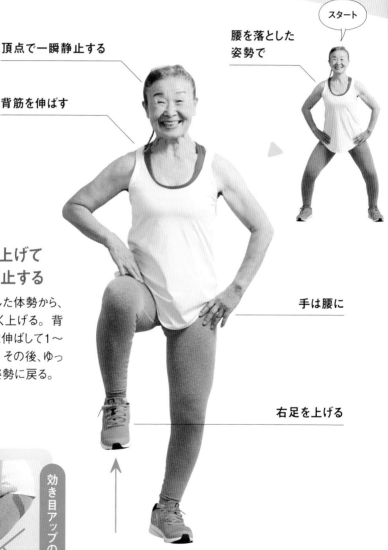

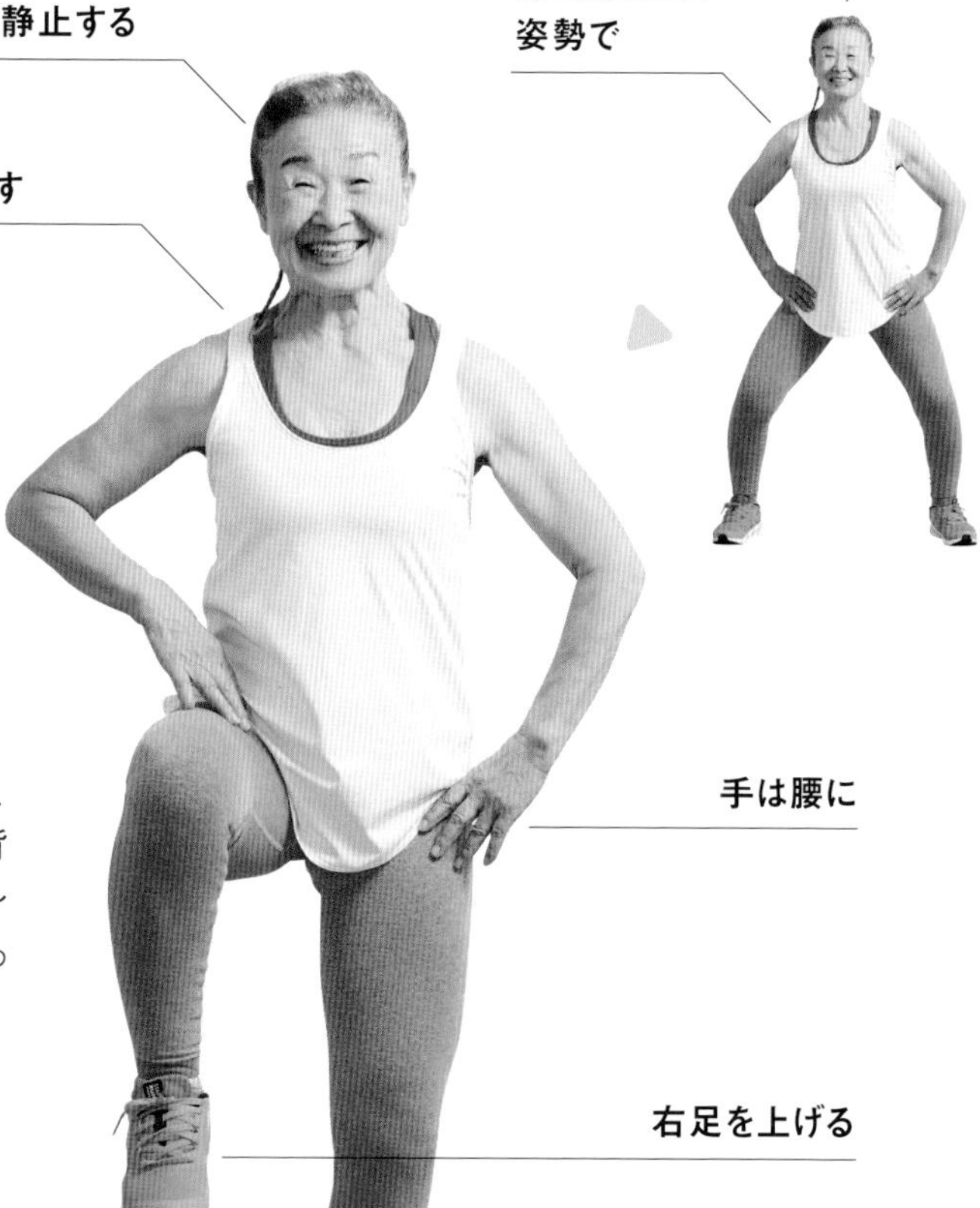
スタート
腰を落とした
姿勢で
頂点で一瞬静止する
背筋を伸ばす
手は腰に
右足を上げる

1

右足を上げて一瞬静止する

腰を落とした体勢から、右足を高く上げる。背筋をピンと伸ばして1〜2秒静止。その後、ゆっくり元の姿勢に戻る。

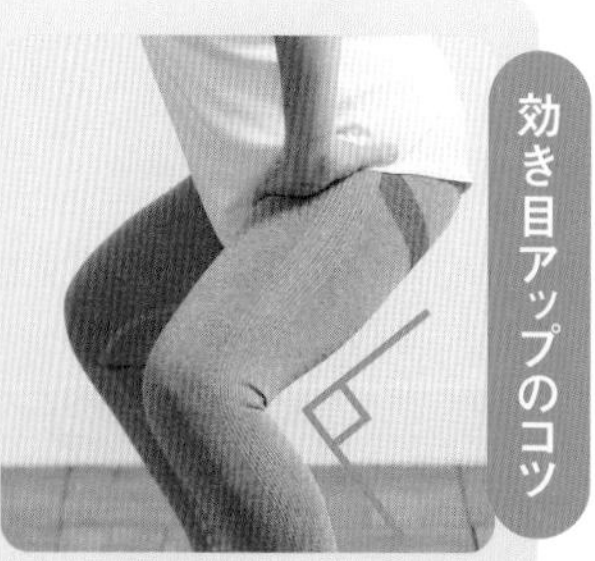
効き目アップのコツ

これはダメです

✖ 猫背や前かがみの姿勢

上半身が前に倒れすぎると、正しい効果を得られません。また、着地時にひざが内側に入りすぎると関節が故障する原因にもなります。

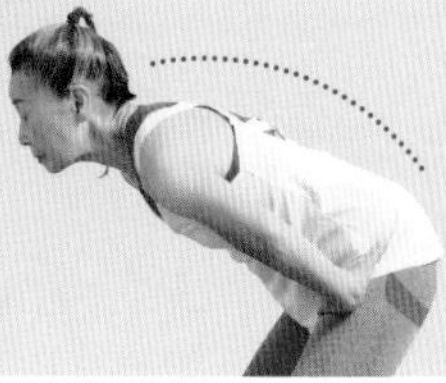

頂点で一瞬静止する

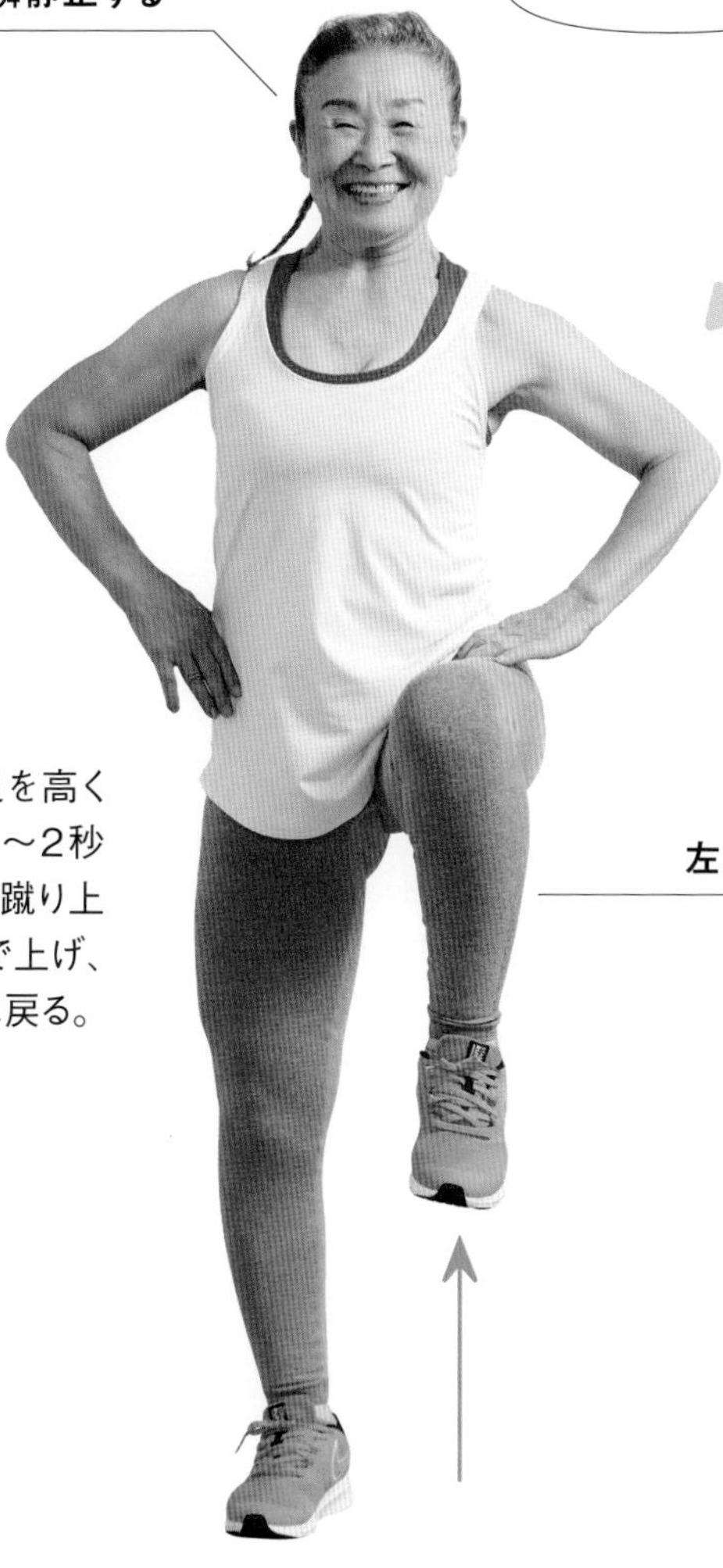

またこのポーズに戻って

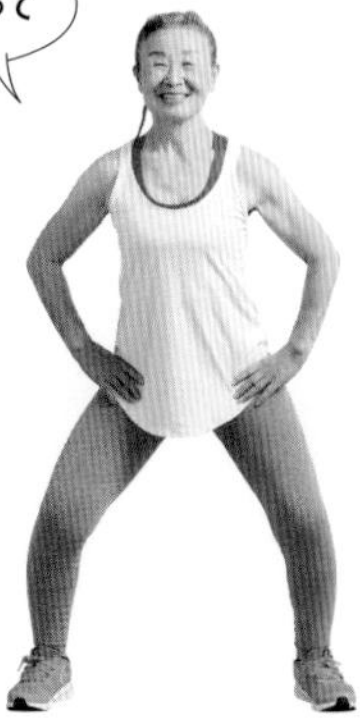

左足を上げる

2

左足を上げて一瞬静止する

*1*と同様に、左足を高く上げて、頂点で1～2秒止まる。左足を「蹴り上げるような意識」で上げ、ゆっくり元の位置に戻る。

＼目安／

*1*と*2*で
1セット

合計
10セット

ひざは「90度」をキープする

着地時に、お尻を突き出してひざを直角に保てれば、とても重要な太ももの筋肉（ハムストリングス）を集中的に鍛えられます。

基本の筋トレ
2

とんぼ体操

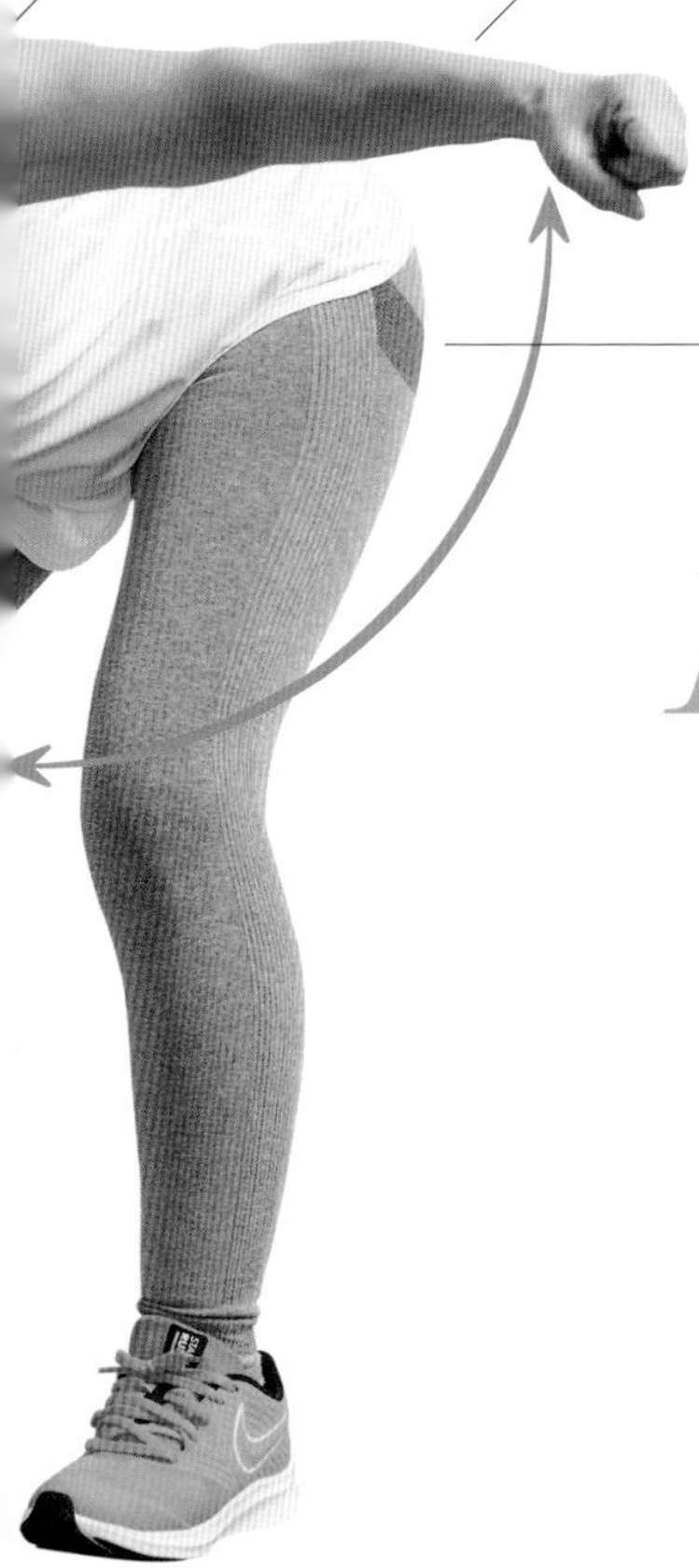
背筋もピンと伸ばす
腕は常に真っすぐに
お尻を突き出す

1 両腕をゆっくりと上げる

とんぼの羽のように、両腕をゆっくりと真横に広げる。慣れてきたら肩より高く上げても OK。肩甲骨を寄せることを意識しながら、お腹に力を入れて数秒間キープ。

効き目アップのコツ

肩甲骨を強く意識する

肩甲骨を内側、外側と動かすことで「背中の筋肉」は鍛えられます。最中は、肩甲骨の動きを意識しましょう。

これはダメです

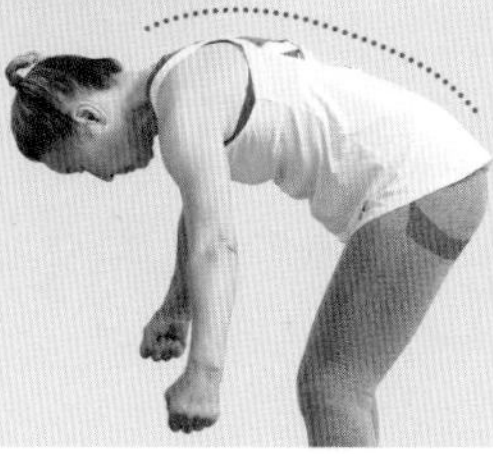

✖ 背中を丸める

猫背になると肩甲骨が中央に寄らなくなり、「背中の筋肉を鍛える効果」が減ってしまいます。

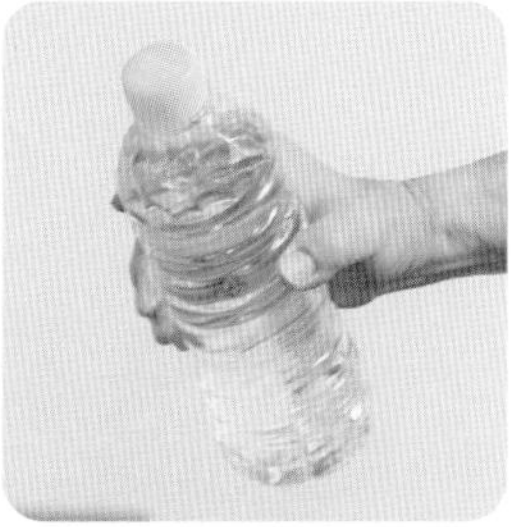

ペットボトルでさらに強化!

ダンベルの代わりに、水を入れた500mℓペットボトルを持って行うと、より効果的に鍛えられます!

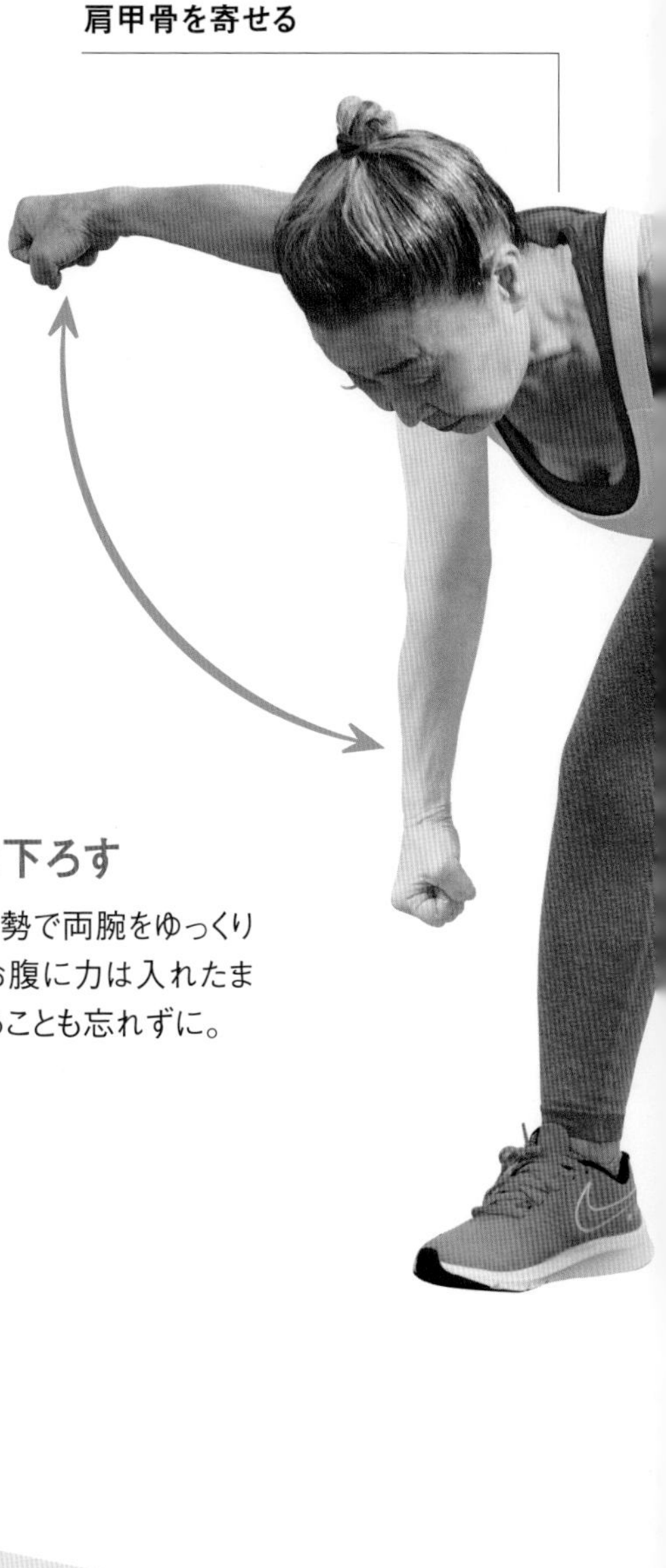

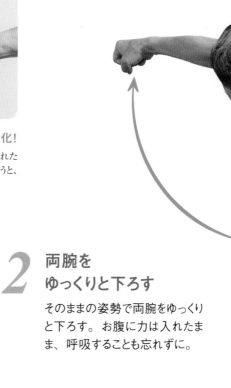

2 両腕をゆっくりと下ろす

そのままの姿勢で両腕をゆっくりと下ろす。お腹に力は入れたまま、呼吸することも忘れずに。

目安

*1*と*2*で
1セット

合計
10セット

基本の筋トレ

3

おねがい 体操

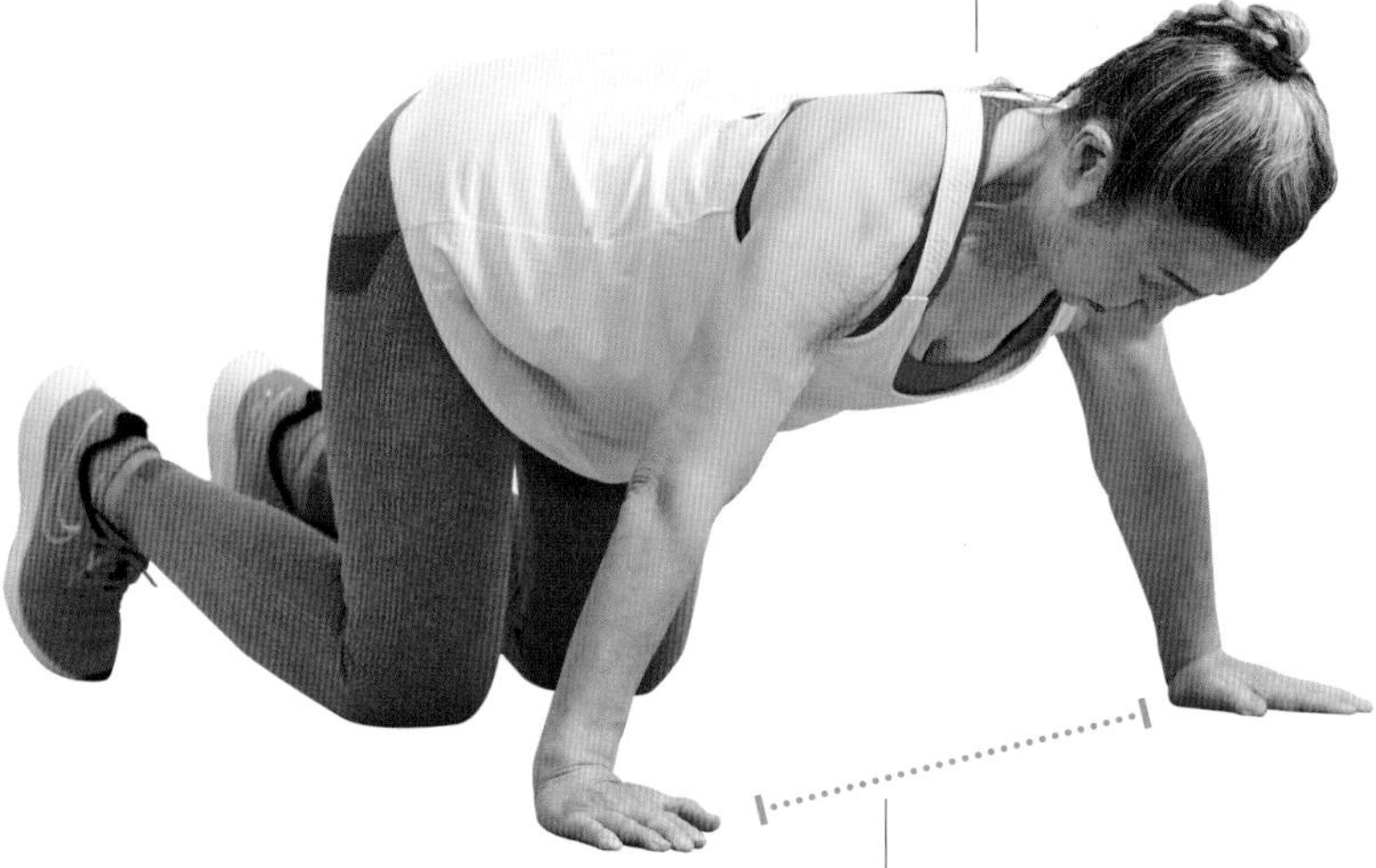

背筋を伸ばす

両手は肩幅より広く

1

お腹に力を込めて四つ這《よば》いに

両手を肩幅よりも広い位置について、四つ這いになる。その姿勢でお腹に力を入れておく。

効き目アップのコツ

「腕の力」を使おう!

「腕立て伏せ」をするイメージで行い、大胸筋や腕の筋肉を鍛えましょう。日常生活の中で万一転んでも、腕で体を支えられればケガを回避できます。

これはダメです

✖ 背中が曲がっている

猫背や反り腰など、悪い姿勢のまま行うとケガにつながります。また、両手の幅が狭いと効果が半減。肩への負担も大きくなります。

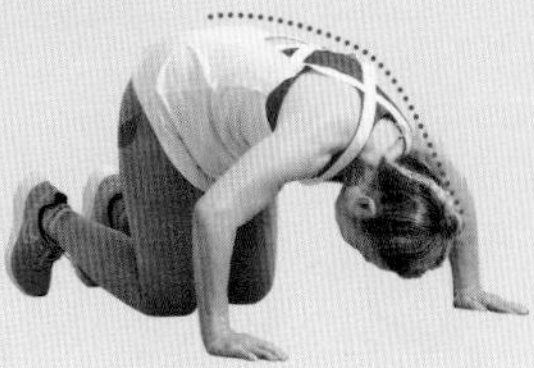

2 上半身を下げて静止する

ひじを 90 度に曲げ、上体をゆっくり沈める。顔が床につく直前で、3秒間静止して姿勢をキープ。“お願いします”のポーズになる。

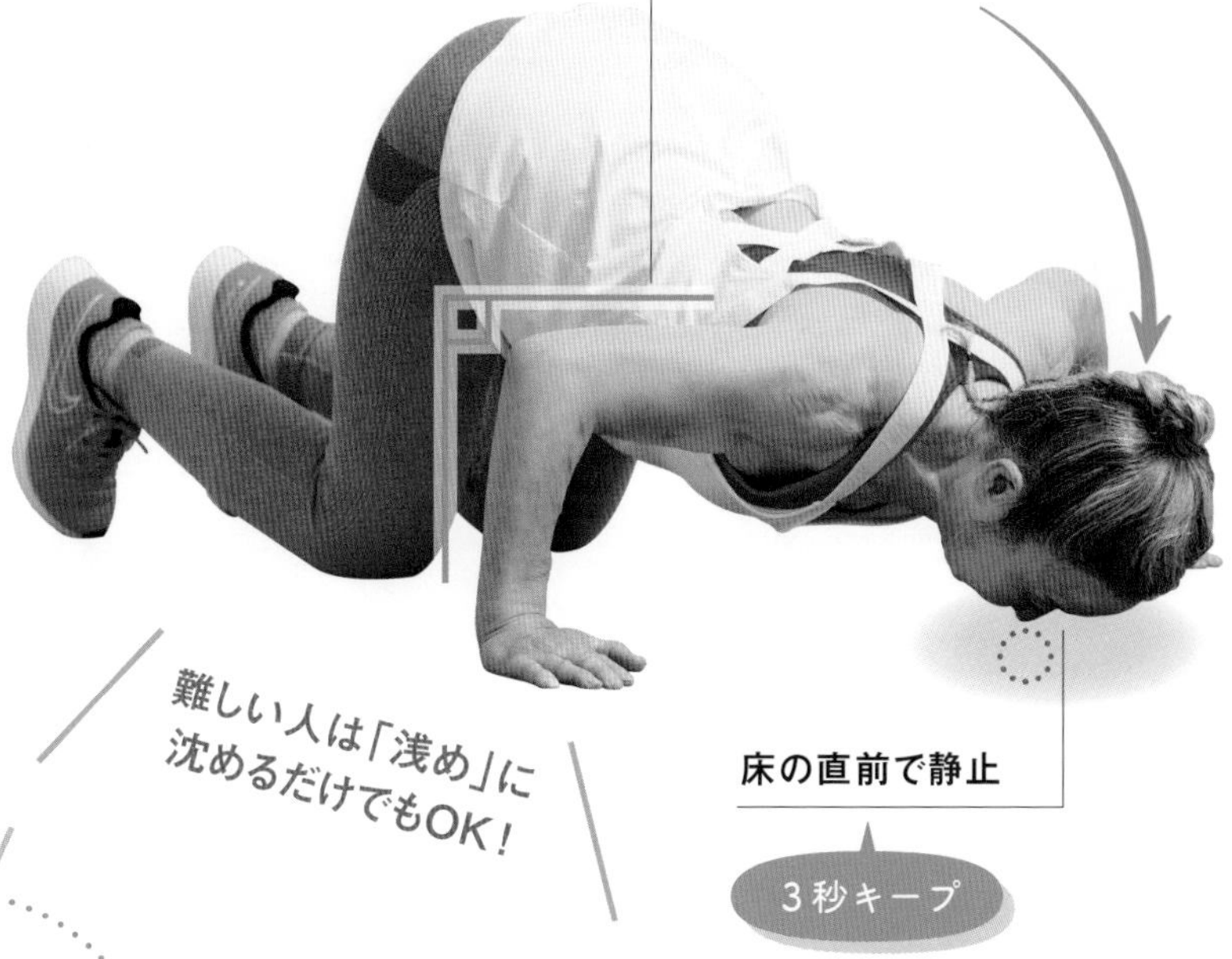

ひじは直角をキープ
床の直前で静止
3秒キープ

難しい人は「浅め」に沈めるだけでもOK！

目安

1～3で
1セット
合計
10セット

3 上半身を元に戻す

ひじを伸ばして、上体をゆっくり持ち上げて元に戻る。頭を突き出す意識で、背筋を真っすぐに保ったまま行う。

基本の筋トレ 4

ひざ寄せ体操

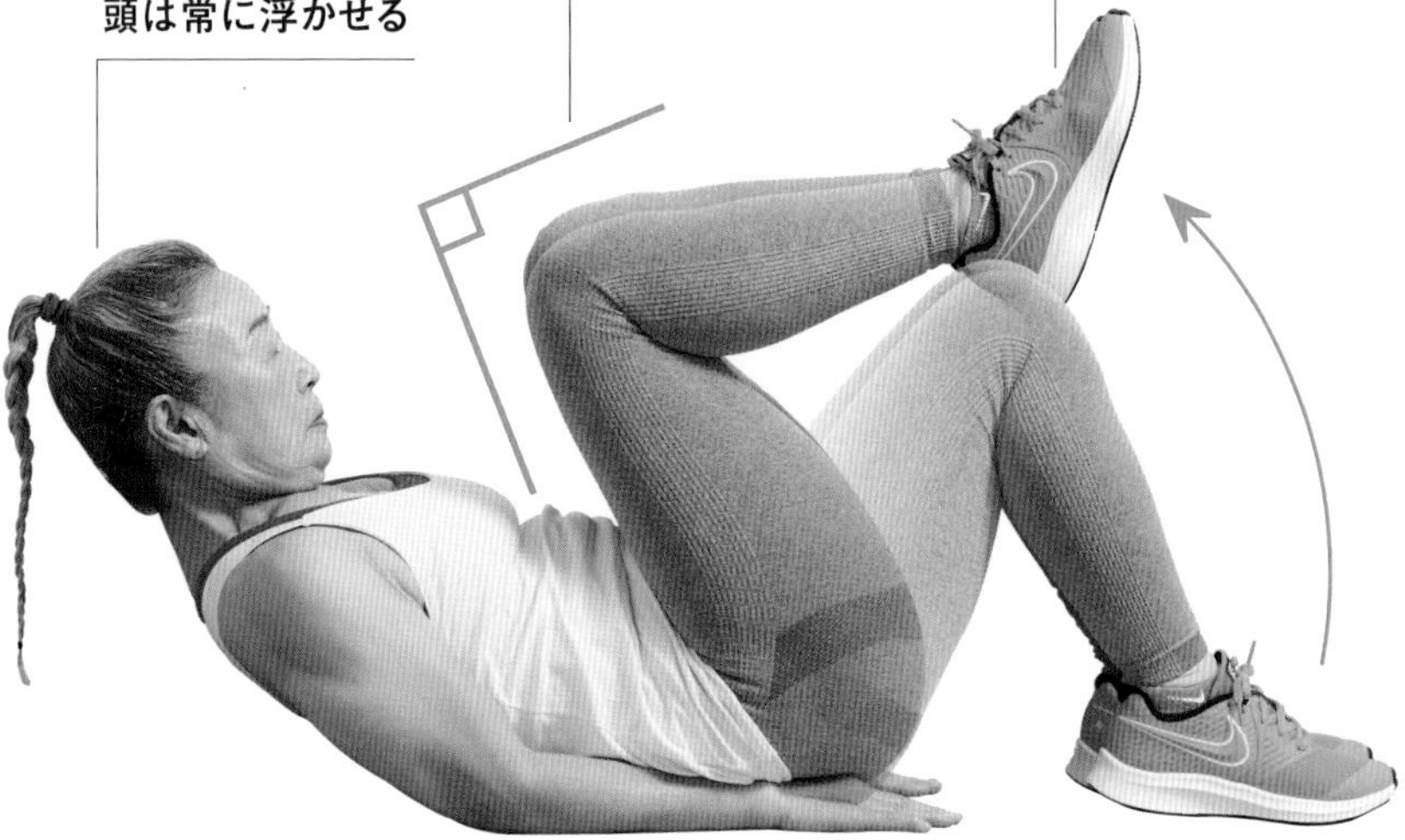
腹筋の力で足を上げる
5秒キープ
ひざは直角に
頭は常に浮かせる
手はお尻の下に挟む

1 ひざを顔へ近寄せる

ひざを90度に曲げたまま、腹筋を使って床から持ち上げる。顔に近寄せて5秒間キープ。難しい人は距離と時間を短くしてOK。

効き目アップのコツ

両ひざは常にピッタリと

両ひざをピッタリつけたフォームは、腹筋を効果的に鍛えられます。逆に両ひざが離れてブラブラ動くと効果も半減します。

これはダメです

✖ **かかとが床につく**

「床につけた」10回よりも、「床につけない」1回が正解です。1日1回でも十分なので、床につけずに頑張りましょう!

2 床につかないように、かかとを下げる

かかとを床からギリギリの高さまで下げ、腹筋を使って5秒間キープ。難しい人は、かかとを下げる高さと時間を変えても OK。

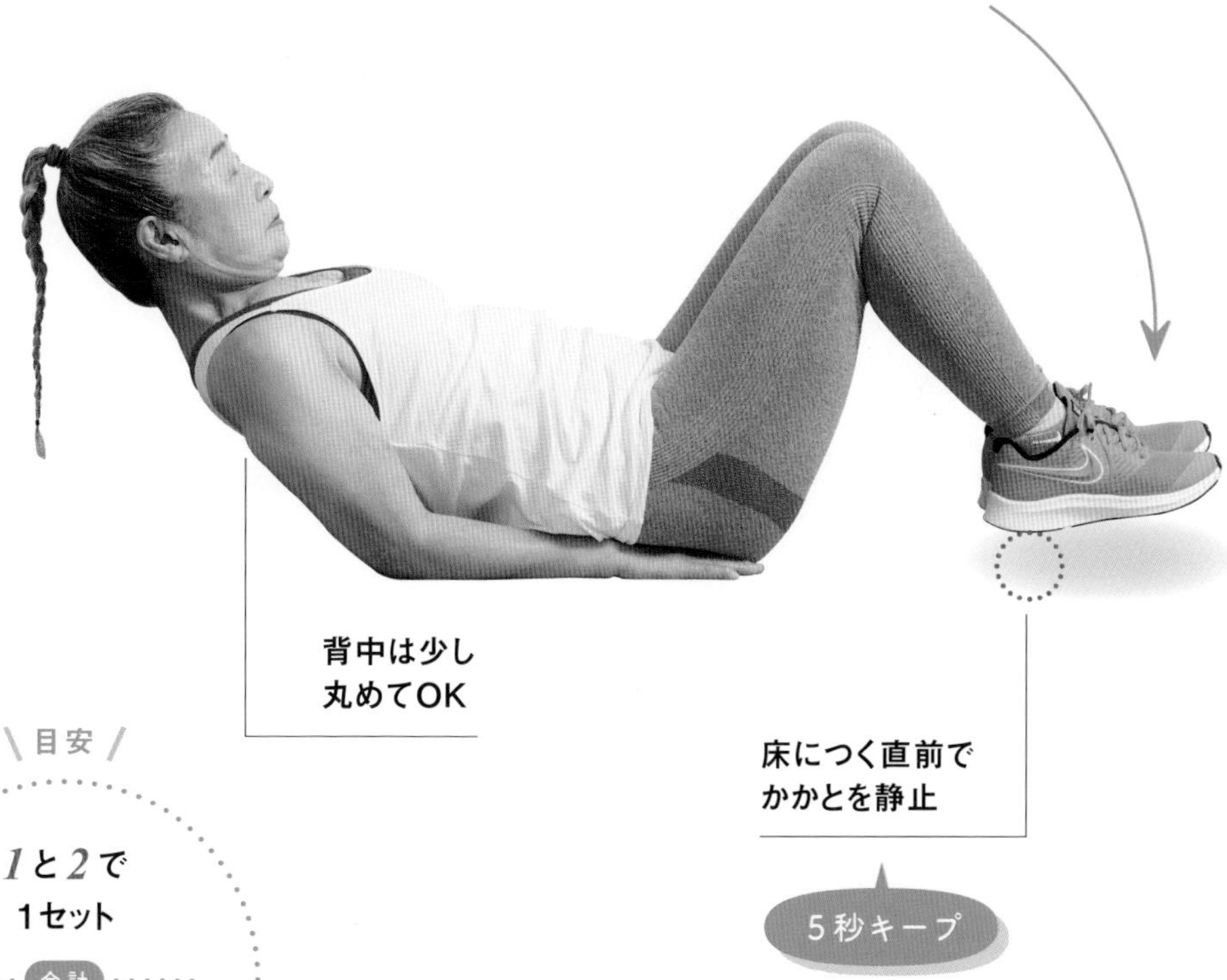

背中は少し丸めてOK

床につく直前でかかとを静止

5秒キープ

目安

*1*と*2*で1セット

合計

10セット

ストレッチ 2

ひざバイバイ

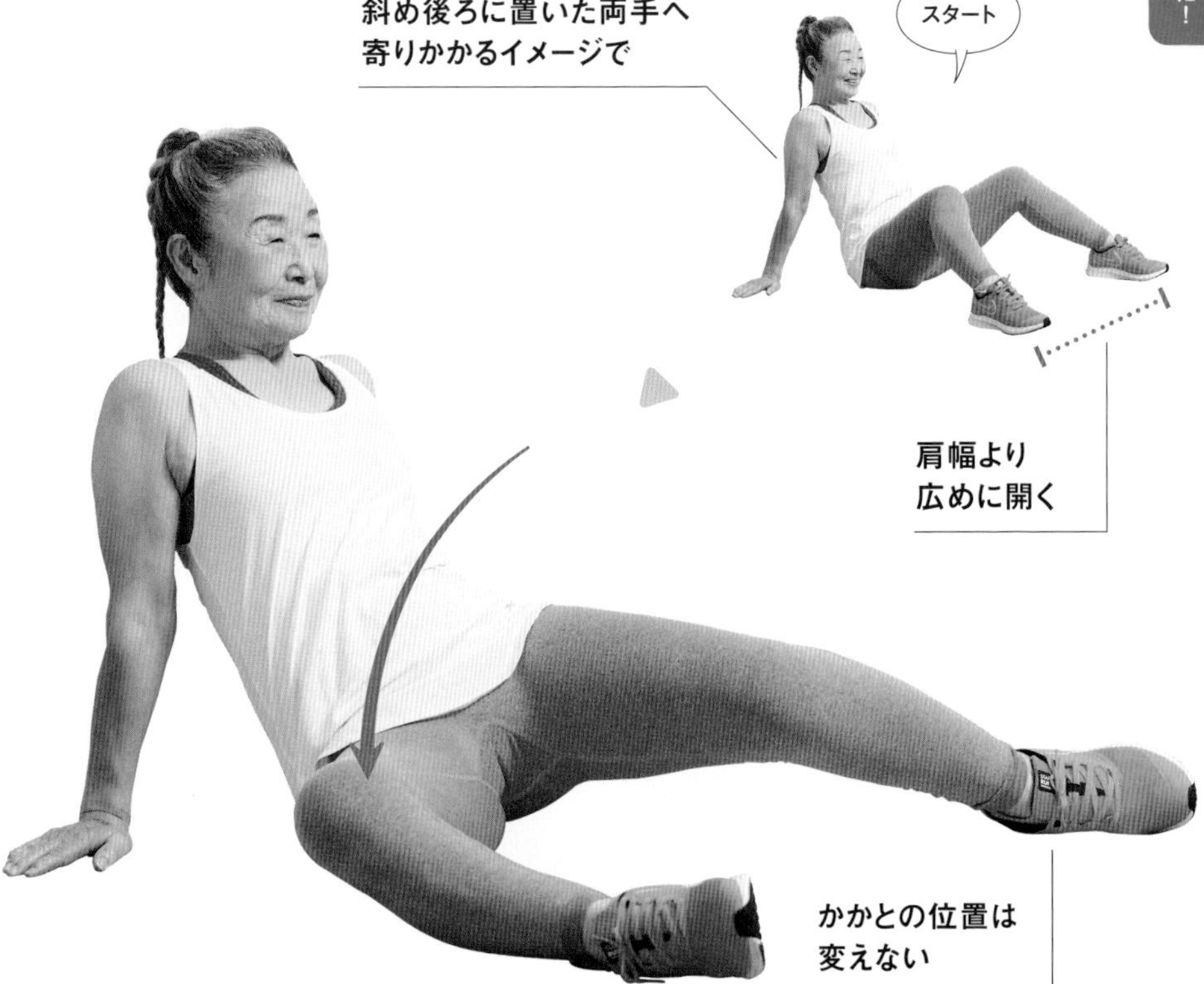
斜め後ろに置いた両手へ
寄りかかるイメージで
スタート
肩幅より
広めに開く
かかとの位置は
変えない

1

ひざを右方向に倒す

両ひざを右方向に倒して、ゆっくりと床に近づける。このとき、かかとの位置が変わらないように意識する。ひざは床に接地しなくてもOK!

効き目アップのコツ

動かすのは足ではなく股関節

「両足をバタンバタン動かす体操」と誤解しないことが大切。股関節だけを動かす意識で、両ひざでゆったり「バーイ、バーイ」をしましょう。

これはダメです

✕ お尻を上げる

お尻が上がるのは「代償行為」と呼ばれ、股関節が硬くて回せていない証拠です。足を大きく動かせなくてよいので、できるだけお尻が浮かないように行いましょう。

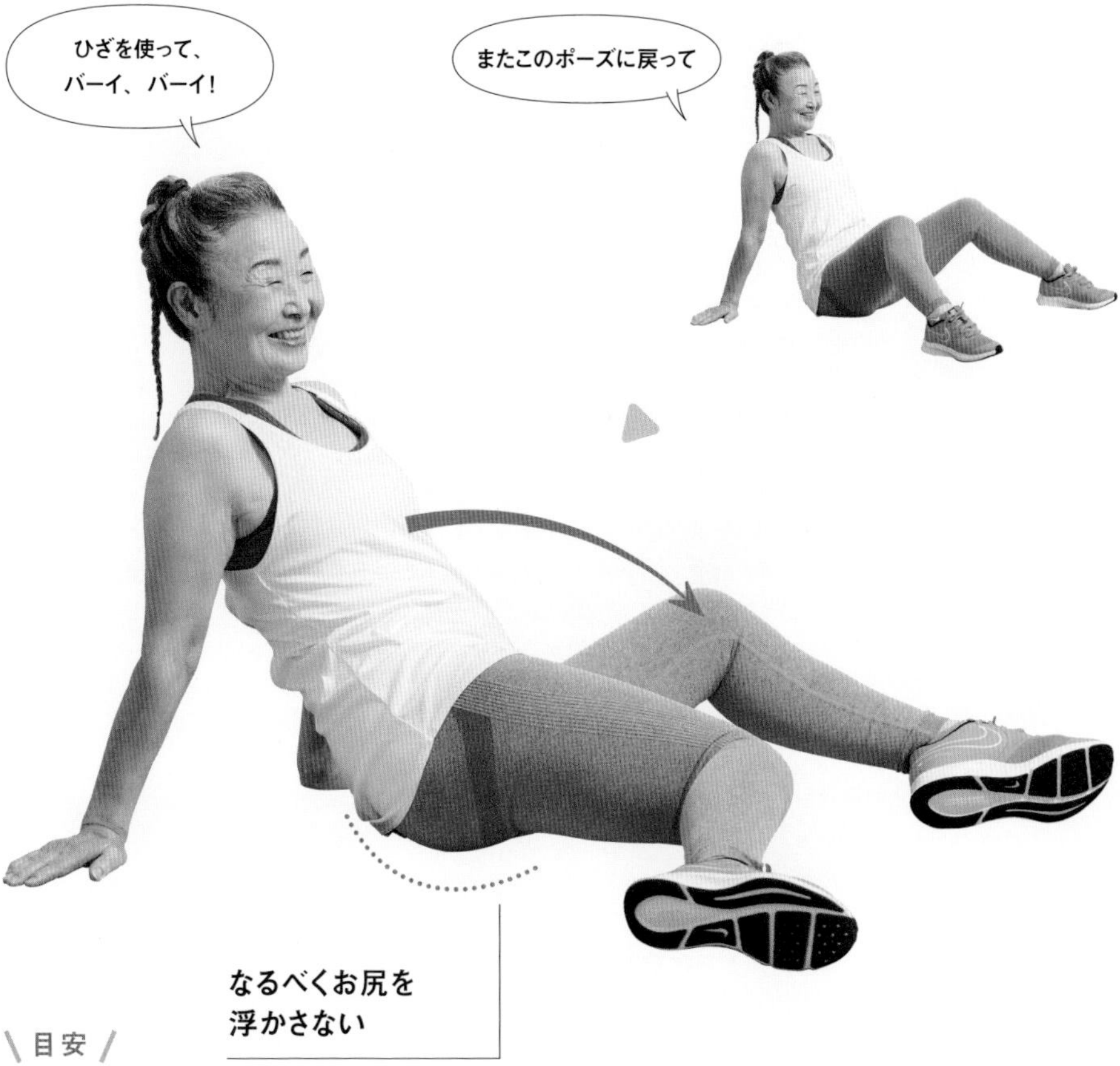
ひざを使って、
バーイ、バーイ!
またこのポーズに戻って
なるべくお尻を
浮かさない

\ 目安 /

*1*と*2*で
1セット
合計
10セット

2 ひざを左方向に倒す

*1*の反対側に、ひざをゆっくりと倒す。お尻がなるべく「浮き上がらない」ように行うと効果的。かたまった股関節をほぐす「痛気持ちよさ」を味わって。

ストレッチ

3

クジャクの羽

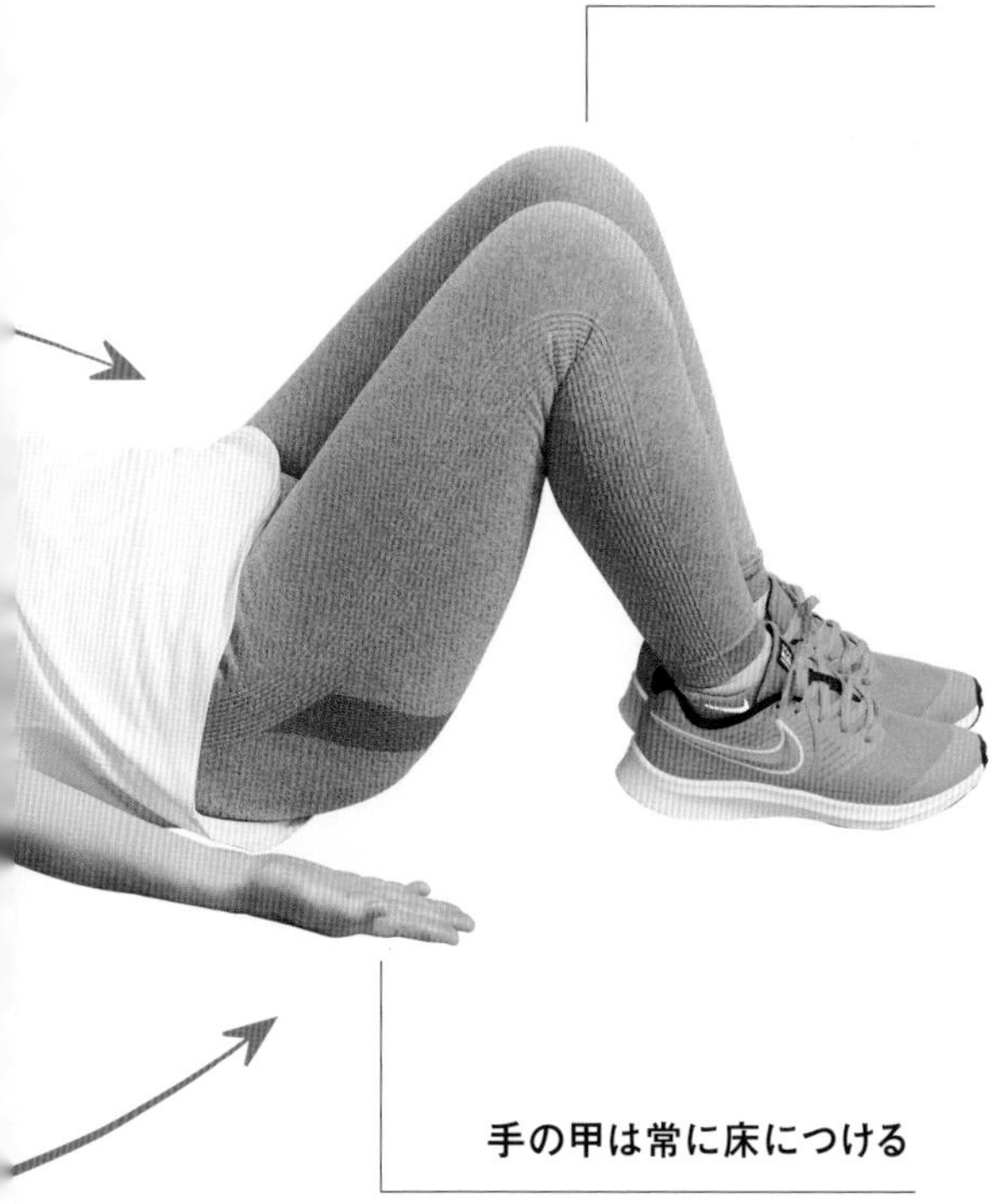

1

手の甲を床につけ、上から下へと弧を描く

肩の下にタオルを敷《し》いて仰《あお》向けになり、ひざを立てる。頭上で合わせた両手を、クジャクが羽を広げるように、ゆっくり下へと動かす。両手の甲を床につけたまま、弧を描くように動かす。

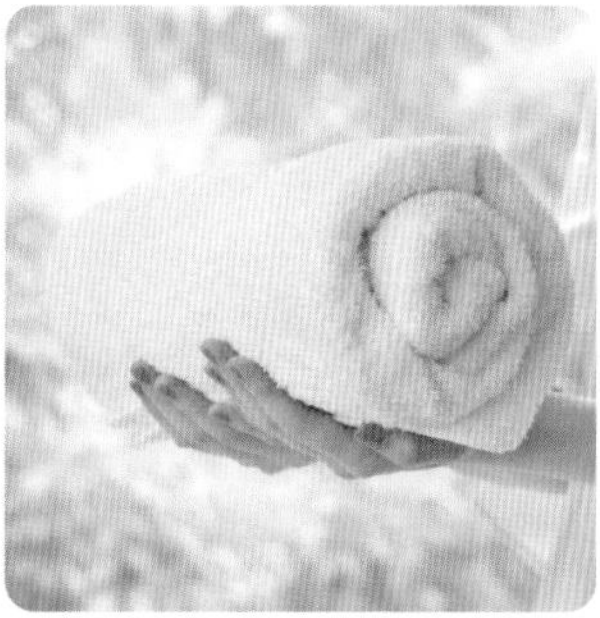

バスタオルを準備しよう

丸めたバスタオルを肩の下に敷いて行うと、肩甲骨の可動範囲が広がります。枕やミニクッションなどでも代用可能。こぶし1個分の高さをつくるのが理想です。

効き目アップのコツ

反動はつけず優雅な羽づかいを

大切なのは「凝りかたまった肩をほぐすこと」なので、手を上下する速度にはこだわらないで。ゆっくり、ゆっくり、クジャクのように気持ちよく伸ばしましょう。

これはダメです

✖ 甲が床から浮く

背中のバスタオルが高すぎると、手の甲が床から離れます。その場合、腰に大きな負荷がかかるので、タオルは取り去って行いましょう。

✖ ひざを伸ばす

ひざを伸ばして行うと腰への負担が大きくなります。どうしてもひざを伸ばしたい場合は、背中のタオルを抜いて行ってください。

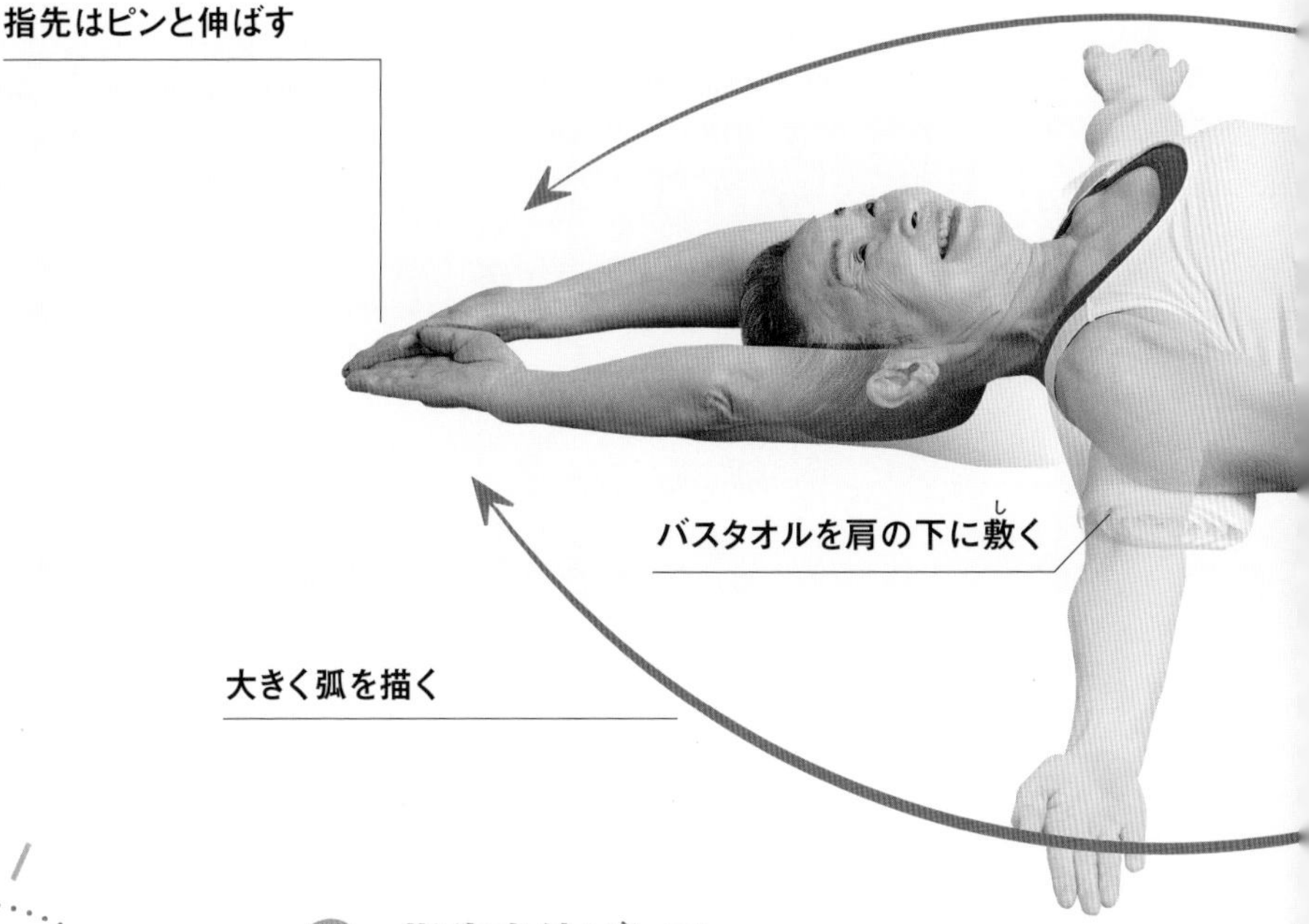

\ 目安 /

*1*と*2*で
1セット

合計

10セット

2 指先を伸ばして、下から上へと弧を描く

*1*を巻き戻すように、両手を下から頭上へ動かす。指先はピンと伸ばし、手の甲を床につけた状態で行う。できる人は、頭上で両手をタッチ。

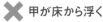

「頑張りすぎない、休んでOK」がタキミカ流

さて筋トレ編は、いかがでしたか？

嬉しい効能いっぱいのタキミカ体操ですが、思わぬ事故やケガにつながらないように、次の注意点を守って安全第一で楽しんでくださいね。

- 適度に水分補給をしながら行う
- 無理のない範囲で行う。体調が優れないときや痛みがあるときはお休みする
- 通院中の方や持病がある方は、事前に主治医にひとこと相談する
- 高齢の方は転倒しないように気をつけ、カーペットや芝生の上で行う

また、お若い方も、高齢の方も。大切なのは継続すること。

「きつすぎてツライ」という強度ではなく、「ラクすぎる」というレベルでもない、「心

地よく疲れる程度」が、毎日続けていける強度ですよ。

「3日間、仕事で出張だから」「今日はお出かけする日で忙《せわ》しないから」、そんな理由で休んだってかまいません（1秒だけはやってくださいね）。また気が向いたときから、タキミカ体操を再開させてください。

そのときのコツは**「休んだ分」を取り戻そうとして、頑張りすぎないこと。**過去のマイナスにこだわりすぎると、疲れちゃいますよね。いつだって「未来志向」で、ゼロから新たに積み重ねていけばいいんですよ。

あと、たとえ運動の途中でも、休むことをためらわないでね。

異変を感じたら。呼吸をしっかり行ったり、水を飲んだりしてコンディションを立て直しましょう。「ぶっ通しで運動をすること」を目的にする必要はありません。

そして、**クールダウンも立派なトレーニングです。**

激しい体操のあとは、筋肉疲労を防ぐためにも、ストレッチなどで体を褒《ほ》めてあげながら、ほぐしてくださいね。

TAKIMIKA'S
COLUMN - 04

タキミカの秘密

好物	お肉が大好物！特にミディアムステーキがいちばんね。
習い事	幼少期にお琴、三味線《しゃみせん》、編み物、お花、お茶を習ったわ。
趣味	お花や植物が好きで、散歩中にもずっと眺めています。
おしゃれ	へそピアスに憧れたけど、家族の反対でやめました（笑）
視力	90歳で白内障の手術をしたから何でもはっきり見えます!
髪の毛	頭皮マッサージが習慣なの。だから毛量が多いのかしら?
就寝	寝るときは三つ編みのままです。朝、髪をとかしているの。
お通じ	運動を始めて、それまでの便秘がゼロになりました!
脚力	階段はピョンピョン上がります。急ぐときは２段飛ばし!
移動	ジムも買い物も、近所を自転車で駆け回っています。
足元	自宅では靴下をはかないの。健康にもいいですよ。
装備	Apple Watch《アップル ウオッチ》や心拍数の計測器を毎日使っています!

第5章

タキミカヒストリー

後編

「時間が進むほど、人生は濃くなる！」

新しいことを始めるのに遅すぎるなんてことはない

夢中になれた瞬間、ほかのすべては無視していい

私、瀧島未香は65歳にして、「ジム」というものと運命的な出会いをしました。最初は、15キロも増えた分だけ「やせなくちゃ」というダイエット目的だったんですけれど……。いったん体験したら、ジムのメニューが面白いのなんの！　それまでスポーツなんてしたことがない私が、運動にハマっちゃったの。

96ページでお話ししたように、ジムの1日体験会に参加した後、私は家に帰るなり、

「お父さん、通帳と印鑑を出してくださる？」

と、即座に入会を決めたんです。

そのジムでは、朝から晩まで1日中、さまざまなクラスが開かれていました。エアロビクス、ヨガ、フラダンス、ストレッチ、筋トレ、あとはプールも。会員になると「通い放題」になるの。だからそのときの気分で、どのクラスに参加するかを決めていました。

私はジムがオープンする**朝10時から、夕方5時まで、ジムに入りびたり。**まるで学校に通うように、真面目にジムに通って、いくつものクラスに参加。

もちろん、あっという間に全クラスを制覇したわ。

このエピソードをお話しするとね、皆さんに驚かれたり、感心されたりするんです。「初めからそんなに動けるなんて、タキミカさんはすごいですね」って。

そんなわけないじゃない（笑）

65年間も運動したことがなくて、お腹はポッコリ三段腹ですよ？

もちろん、最初はまったく何もできませんでした。

ではどうしていたかというと、クラスの後ろのほうで皆さんを見ていたの。そうすると徐々に、何をしているかがわかってきます。

たとえば、難しそうに見えたエアロビクスも、「あ、同じステップを繰り返しているんだ」などと気づくことができました。そうなれば、あとは間違ってもいいから踊るだけ。そのうちに踊れるパートが増えてきて、どんどん楽しくなってくるの。そして少しずつ、クラスの前のほうで踊れるようになっていったというわけ。

「60代半ばでジムに通うって恥ずかしくなかったですか?」

こんな質問もよくいただくの。

全然、平気よ!

だって、「楽しいことに没頭する」ときに、年齢のことなんて、誰も考えないでしょう? ドラマを見たり。手芸をしたり。好きな曲を歌っていたり。それとジム通いも同じことよ。

「あのステップをマスターするにはどうすればいいか」って夢中になってワクワクするだけで、頭の中はいっぱい。

まわりのことなんて気にしていられないわ!

1日中ジムにいるのに、どうやって家事をこなしていたのか、ともよく聞かれます。

カンタンよ。**朝、家のことはぜんぶ済ませてから、出かけるの。**

たとえば、朝ごはんをつくるときに、晩ご飯の支度《したく》や下ごしらえもやっちゃいます。ほうれん草や小松菜をサッと湯がいて置いておく。煮魚も、ふわっとひと煮立ちさせて、置いておく。そうすれば、帰宅したときに火を使わず、軽く味付けするだけで晩ご飯の出来上がり。たったそれだけのことで、以前より1～2時間は長くジムにいられるようになったのよ。

もちろん夫からのクレームもナシ。タキミカ流の一石二鳥、時短術ってとこかしら。何かに夢中になると、要領までよくなるのかしらね。

「チャレンジ」こそがあなたを輝かせるの

「私、忙しくて、運動やジム通いが続きません。継続するコツを教えてください」

これがいちばん多く相談されることじゃないかしら。運動を続けられない人って、とても多いのよね。

だから、私がなぜジム通いをラクに続けられたのか、つきつめて考えたことがあるの。

そして、最近ようやく気づいたの。私にとってジムに通うことは、**「自由を感じる」**瞬間だったんじゃないかって。

人から「やりなさい」と強制されて何かに取り組むのではなく、「やりたい」という自分の意志で何かに挑戦をする。私にとっては、それがジムのレッスンだった。

ほら、私の青春時代って、戦争中だったでしょ？

学生時代に多くの人と一緒に、笑顔で楽しいことを「自由に満喫」した記憶って少ないのよね。バケツリレーや、竹槍《たけやり》訓練なんかじゃなくってね。

けれど、人生に「巻き戻しボタン」がないこともわかっています。だから、余計に目の前の「自由」な時間を、精一杯大切にしていたような気がします。

だから、運動が続けられない人は、案外、自分が手にしている「自由」の使い方に気づけていないのかも。

本当は「自由」だけじゃうまくいかないし、退屈なのよ。**「憧れ」や「チャレンジ」とセットになることで、気持ちが燃え上がるのではないかしら。**

ですからぜひ、これができたらいいなって「憧れるもの」を見つけてください。ダンスでも、ジョギングでも、なんでもいいの。それに向かって少しだけ「チャレンジ」するると、これまでとは違う世界が見えて、運動を継続できるはずです。

70代になると「新しい能力」がさらに磨かれる

振り返ってみても、70代は、特にたくさんのチャレンジをしていた気がします。たとえば、「**水泳**」よ。

それまでプールでは、体をほぐすためにウォーキングだけ行っていたの。そうしたら、インストラクターさんが「瀧島さんならできるから、泳いでみたら？」と誘ってくださったの。それまで泳いだことなんてないから驚いたけど、すぐにその気になって挑戦してみたの。

最初は、プールを歩きながら「息継《いきつ》ぎ」を練習。少しずつ泳げるようになっていったわ。最終的にクロールだけじゃなく、**バタフライまでぜんぶ泳げるようになったんです。**

さらに大会に出場することになったので、飛び込みも練習しました。70歳を超えて危ないことを！　なんて野暮《やぼ》なことは言いっこなしよ（笑）。初めは、お腹をバチンバチンと水面に打ちつけるたび、体の前側が真っ赤になっていました。痛いのはイヤなものだから、体が自然と、キレイな飛び込み方を覚えていくのよね。

その結果、2～3年後にはマスターズ水泳大会に出場して、「自由形」と「平泳ぎ」の2部門で大会新記録を達成。大きな自信をもらえたわ。

同じ頃に、「**マラソン**」も始めたの。

それまでより朝早く起きて、少しずつ走る距離を延ばす練習をしてね。72歳で「三浦国際市民マラソン大会」などの大会に出場して、完走することができました。

床にベターッと「**開脚するストレッチ**」も、73歳頃にマスターしたわ。体が硬い頃から3年間かけてゆっくり続けて、開脚できる範囲を広げたのよ。

そしてなんと言っても、生涯の楽しみになっている「**フラダンス**」との出会いね。74歳のときにジムのプログラムで始めて以来、〝終生の友〟となりました。

こうして**新しいことに挑戦するたびに、楽しい思い出が増えていくの。**

やっぱり「年齢なんて、ただの数字」よね。

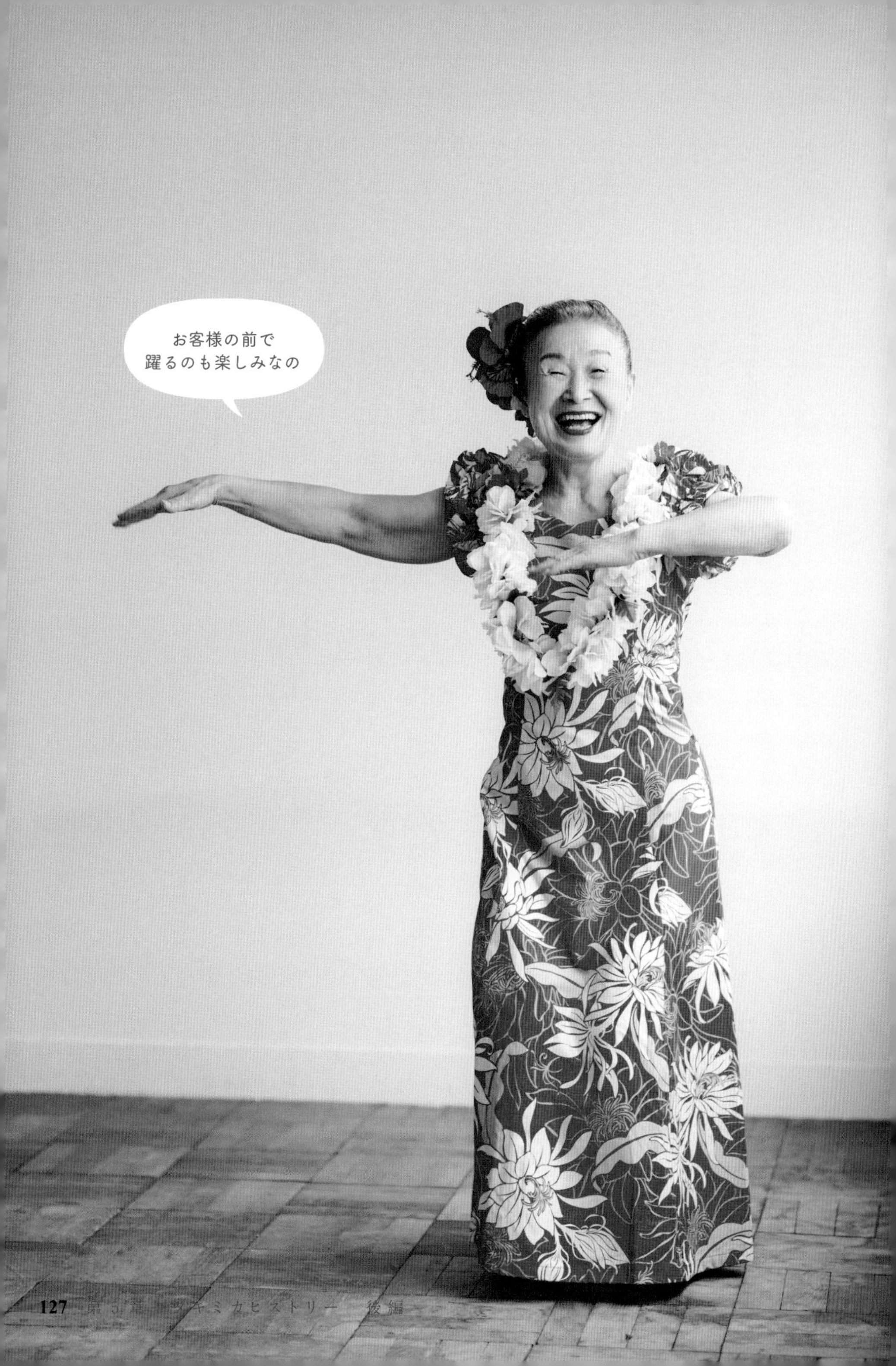
お客様の前で
躍るのも楽しみなの

何歳からでも伸び代《しろ》は無限にある

運命の出会いを感じたら、絶対につかまえなさい

ジム通いを謳歌《おうか》していた70代後半。

まだまだキレイになりたいって、欲が出てきたのよね。

そしたらある日、「**ブラジル人女性やアフリカ系女性のようなプリッとしたお尻になりたい**」という夢が浮かんできたの。

ブラジルのリオのカーニバルでは、キレイなお尻の踊り子さんたちが、毎年世界的な注目を集めているでしょう?

私も踊りが大好きだから、とても憧れたのよ。

そんな酔狂《すいきょう》な夢に付き合ってくれたのが、本書の監修者である中沢智治《なかざわともはる》先生でした。中沢先生は、フィットネス業界を渡り歩き、20代にしてジムの支配人まで任されていたほどの超人気のトレーナー。そんな〝師匠〟との出会いで、今のタキミカがあるんです。

少し時間を戻すと、60代からずっと通っていた近所のジムが閉鎖することになり、私は別のジムに通い始めたの。そこで支配人をされていたのが、中沢先生でした。とは言え、そのときは支配人といち生徒の関係にすぎませんでしたし、先生はまたすぐ別のジムへ異動されたの。

でも、その出会いから約7年後のこと。

私の通っていたジムに偶然、中沢先生がいらっしゃったんです。じつはその日が、中沢先生がパーソナルトレーナーとして独立した「初日」だったの。それを知った私は、「生徒になります！」と自然と口にしていました。つまり、**生徒第1号**になったわけ。不思議なご縁よね。そこから、二人三脚の日々が始まりました。

そのとき、私は79歳。中沢先生は、34歳。

よく考えたら、私の娘たちより、先生はうんとお若かったのよね。

でもね、**年齢にとらわれないことって、とても大事よ。**年下でも、教えを請《こ》いたくなるような、すごい人はたくさんいるわ。中沢先生は、実績が豊富だし、何より人格者でいらっしゃる。だから、年齢なんてまったく気にならなかったわ。

「弱点を見つけてくれる人」こそが人生の師

パーソナルレッスンを受け始めたとき。

中沢先生の前でヨガの「片足立ちのポーズ」をやってみせたんです。

「頑張らなきゃ」という気持ちとは裏腹に、たった数秒間でフラついてしまう私。それが当時の悩みだったのよ。でも、中沢先生はこう慰《なぐさ》めてくださったの。

「体がフラフラするのは、瀧島さんが悪いんじゃないんです。単に『体の取り扱い説明書』を手に入れていないから、〝**体幹**〟**が使えていないんですよ。**これから一緒に、しっかりとした体幹をつくっていきましょう」

これには驚いたわ！　10年以上ジムで運動していたのに、「体幹が弱い」だなんて、思いもしなかったの。ましてや、自分の体に「取り扱い説明書」があるなんて知らなかったわ。

自分でも気づいていないようなことを、たくさん教えてもらえる時間って、人生の中でもなかなかないことよ。弱点を指摘してもらって刺激を受けたし、嬉しかったわ。

「少しのことにも先達《せんだつ》はあらまほしきことなり」って、たしか『徒然草《つれづれぐさ》』にも書かれていたじゃない？

ほら、**「どんなことでもお手本となるような先輩はいたほうがいいよ」**っていう意味の言葉よ。私も90代を迎えて「その通り」って、ますます痛感しているわ。

そうそう、年齢を重ねると、急に血圧が上昇してしまったり、「バルサルバ現象」という力《りき》んで心拍数が高まったりするケースもあるんですって。だから当時の中沢先生も、そうならないように、強度を徐々に上げていく方法で始めてくださったの。

皆さんも、急な激しい運動は避けて、ゆっくりと体を慣らしていきましょうね。

年齢を重ねるほど、人生は「濃く」なっていく

さて、そこから87歳のインストラクター「タキミカ」が誕生するまでに、まだ約8年もの年月がかかることになります。

80歳にして初めてバーベル上げに挑戦したり、バランスボールや体幹トレーニングでハードなメニューをこなしたり。この頃は体を鍛えるという点で、中沢先生と一緒に、特に多くのチャレンジをしていたように思います。

なかなか物語のクライマックスにたどりつかなくて、ごめんなさいね。私の人生って、ものすごく長いのよ（笑）

そして、**後半になればなるほど「濃い人生」になっていくのよね**。自分でも不思議です。けっきょく、何かを継続しているということが、すべてのエネルギーの源になっているんじゃないかしら。

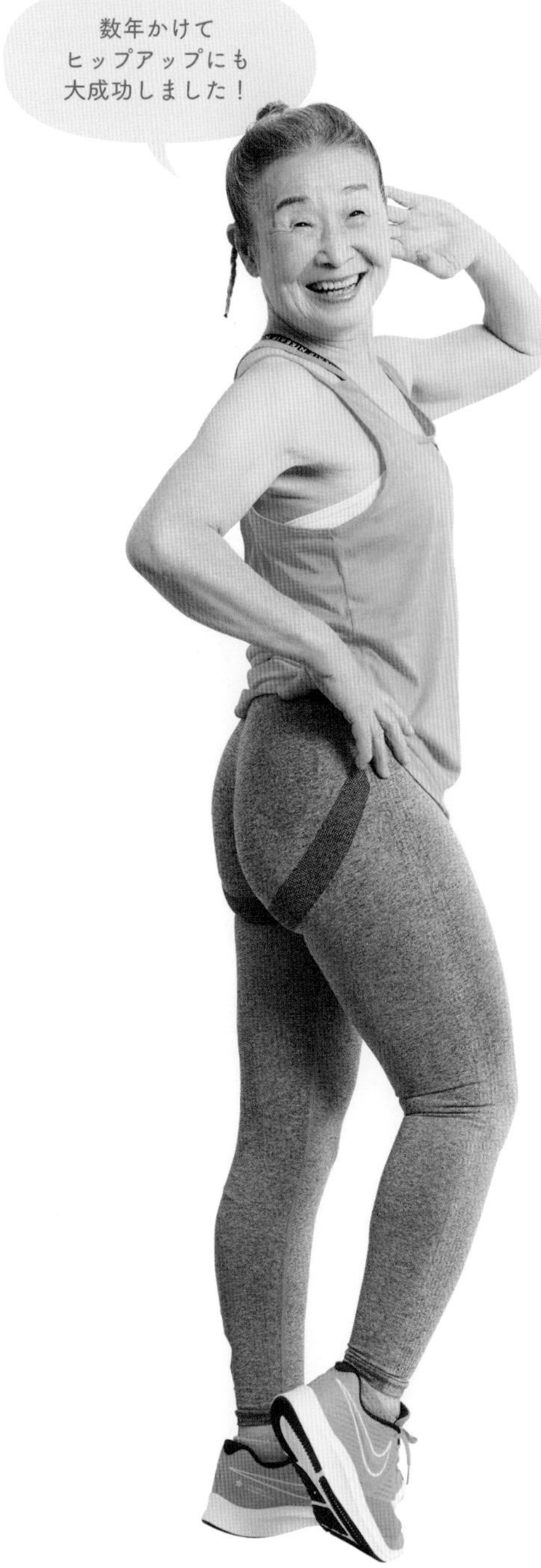
数年かけて
ヒップアップにも
大成功しました！

「今、面白いことなんて、何もない」

あなたやまわりの誰かがもし、そんな状況に置かれているのだとしても。どうか
ヤケにならないで。けっしてあきらめないで。

「1秒でもいいから、何かを毎日続ける」

そうしていれば、必ず後《のち》の人生が「濃い時間」になっていくわ。

日本最高齢のインストラクターが誕生

必ず誰かが「頑張る姿」を見てくれている

その瞬間は、ある日突然、やってきました。

山梨県で、中沢先生がトレーニングのクラスを開くことになり、私も「ひとりの生徒」として同行することになったんです。

いつも通りの超お気楽なモードで参加していたのですが……。現地に着いて、ウェアに着替えて、クラスが始まるのを待っていたら、ビックリ。

授業が始まる約30分前のこと。

中沢先生が「**今日は、瀧島さんが講師を務《つと》めてください**」って仰るんですもの！

もう、パニックで頭の中は真っ白になりました……。

でも、はるばる山梨まで来ちゃったし、中沢先生が真剣に説得してくださるし。そんな状況で、すべてを放り出して逃げ帰るわけにいかないじゃない？

「講師として前に出るのは、15分でもいいですか？」って交渉しました。

けれど、中沢先生が真剣な顔で「いいえ」って首を横に振られるの。当然よね、「15分しか担当しないインストラクター」なんて聞いたことがありませんもの。

それからは、先生と私の押し問答よ。

「できません！」「できます」「できませんって！」「できますって」……。

けっきょく、先生の熱意と本気を感じた私は、レッスンが始まる直前に「45分間、フルで講師を務めます」って腹を括《くく》りました。そういう覚悟の決め方は、年の功かもしれないわね。**ここで逃げちゃいけない！**って、わかりますもの。

こんな流れで、現在の「タキミカ」が誕生したんです。

もちろん当時の私は、「ひとり」じゃとても、生徒さんたちを引っ張ってはいけなかったわ。でも、中沢先生のサポートのおかげで、私の人生初レッスンは無事に終了。

日本最高齢のフィットネスインストラクターとして、記念すべき1日になりました。

余談ですが、なぜ先生が授業の本番ギリギリに講師役をオファーしたのか、それには理由がありました。

こう見えて私……、とってもアガリ症なんです！

そんな私の根っこを見抜いていた中沢先生が、「事前に声をかけると、余計にドキドキして緊張するだろう」と、気を遣《つか》ってくれたのよ。

なぜ海外からも「タキミカ」が熱望されるのか

インストラクターをするようになって、学んだことは無数にあるわ。

意外だったのは、生徒の皆さんが「87歳の瀧島未香」という存在そのものに、興味を持ってくださったことかしら。

自己紹介をしただけで、「えええーっ?:」と会場がざわつく。お手本のポーズをとるだけで、「すごい！」と歓声が上がる。いつものようにベターッと180度の開脚をしただけで「**うあぁぁぁぁー**」ってどよめきが起こる。

いわく、私は「年齢」そのものが説得力になるんですって。

たしかに、お若い方からしてみれば、87歳の私ができていることに対して、「できません」「無理です」って言いにくいわよね（笑）

だけど、いちばんビックリしたのは、家族かもしれませんね。夫も、最初は目を白黒させていたわ。でも「無理のない範囲で頑張ったら？」って、背中を押してくれました。娘たちも「ママの好きなようにすればいいよ」と応援してくれているの。

それからは不定期で、レッスンのクラスを持たせてもらうことになりました。

コロナ禍になってからは、オンラインでのレッスンに切り替えることになったの。**スマートフォンやタブレットの使い方を教えてもらいながら、今では自在にオンラインレッスンできるようになったわ。**

あと、顔が知られるようになって、声をかけられる機会がすごく増えたの。

私も誰彼《だれかれ》かまわず話しかけちゃう性格だから、それ自体は嬉しいの。だけど、お話ししちゃうと、1日のうち、ジムで運動できる時間が徐々に減っていったのよね。

だから、コロナ禍だしちょうどいい機会だと思って、リビングのものをすべて処分して、練習スタジオに改造したの。今は自宅で好きなだけトレーニングできるし、生徒さんたちとも、いつでもつながれるのよ。余談だけれど、私が早起きなのも、そんな風に練習時間を確保するのがきっかけでした。

それにしても、80代後半になって、ますます激動の人生になっているって、面白いわよね。

雑誌の取材で、人生で初めて**「つけまつ毛」**を体験したり、インスタグラムやフェイスブックといった**SNSで「食事」や「お花」の写真を投稿**したり、毎日新しいことばかりで新鮮です。

あるとき、ドイツのメディアが私の動画を紹介したら、800万回以上も再生されたらしいの。インターネットでは**「バズる」**って言うらしいわね。そういった影響もあって、ドイツから「タキミカ体操」をやってみたいというオファーがあったので、**国際レッスンも行いました。**もちろんこれも、人生初よ。

ついでだからお話しすると、**アメリカの名門ハーバード大学の授業で、私のことが紹介されたの。**「日本研究」の授業を企画した女性教授が仰《おっしゃ》るには、「パワーエイジング」というフレーズは彼女たちにとっても「気持ちが奮い立つ（inspiring）」刺激的な言葉だったそうなの。

そのほかに、ロシア、ブラジル、マレーシアなどからも声援が届いているわ。

ここまでが、私の自己紹介よ。

90年分あると、なかなか壮大な長さになるでしょう？（笑）

もし私の人生が、何かのヒントになるとすれば……。

「頑張っている姿を見てくれている人は、きっといる」

そんな法則があるように思うの。さらには、何か見えない大きな力で、頑張った分だけギフトが贈られる気がするの。だから、あなたの努力はきっと報《むく》われるわ。

87歳の私に、「講師をしてください」っていう白羽の矢が立ったんですもの。

私よりお若いあなたには、より多くのチャンスがやってくるはずよ。

人生100年時代、「安静な暮らし」よりも「推し活」をすすめたいわ

「年老いた親にどんな運動をしてもらえばいいのか、教えてほしい」

若い方からの、そんなご相談も多いわね。たしかに年齢を重ねると、「転んだりつまずいたりする」リスクが大きくなります。でも、転んだりつまずいたりするのは、**筋力が低下して、体の使い方を忘れちゃっているからなのよ。**

だからじつは、「家の中でじっと安静にしている」のは、かえって危険なこと。どんどん体の機能が低下してしまいます。

少しずつでもいい、タキミカ体操を試していただきたいと思っています。

何十年も体を動かしていないからって、怖がらないでね。最初はできなくて当たり前よ。「毎日1秒」でも続ければ、1年後には今よりも体がスイスイ動くはずです。それは私の体験が証明しているわ。だから、体を動かすことを億劫《おっくう》がらないで。

それに若い人でも「ハマるもの」がない時期って、つまらないでしょう。

年齢に関係なく「ハマるもの」「好きなもの」がない状態って、心が沈んでしまうものなのよ。最近、大好きな有名人や趣味にハマることを「推《お》し活《かつ》」って言うのよね。私はとっても素敵な言葉だと思うわ。

運動じゃなくてもいいの。趣味でも何でも、好きなだけハマるといいのよ。

何歳になろうとも、「ハマるもの」があったほうが、幸せな時間を過ごせるの。

100年も生きられる時代になったんですから、少しでも長く体を動かして、好きなことにハマりましょうよ。

心が動けば、体も動く。

体が動けば、心も動く。

皆さんの、幸せな100年を願っていますよ！

おわりに

「小さなあきらめた」から、なくしましょう

皆さんは、暮らしの中で「あきらめた病」にかかってはいないかしら？

「部屋の掃除や片付けは、あきらめた」
「自己投資のための勉強は、あきらめた」
「食事の用意をするのは、あきらめた」
「外へのお出かけは、あきらめた」

ね、いろんな「あきらめた」があるでしょう？
「あきらめた病」って、クセになってしまうのよ。一度、小さなことをあきらめ始めると、まるで雪崩《なだれ》のように増えてきて、いずれ大きな悩みになってしまうことも。

実際、インストラクターデビューしてからの3年で、私は多くの人からSOS《エスオーエス》のメッセージをもらいました。

「もう、仕事を続けることをあきらめます」

勤め先とソリが合わなくなった、30代の女性もいらっしゃいました。

「もうこれ以上、生きることをあきらめたいです」

こんな趣旨《しゅし》のメールも、じつは5通ほど受け取ったわ。皆さん、コロナ禍で生活が一変して、気分がふさぎ込んでしまったそうなの。

でもね、何度かメールでやりとりを重ねるうちに、全員から「やっぱり会社はやめません。大好きな仕事だから、あきらめません」「生きることは、あきらめません」っていう前向きなお返事をいただけたんです。

「こんな私だって、ちょっぴりでも誰かのお役に立てたのかも」

そう感じるたびに「生きててよかった」って胸が熱くなるんです。

私の「未香」っていう名前は、父親が知り合いのお医者さんにつけてもらったそうで、90年前にしてはかなりハイカラな響きだったの。
でも、今ではこの「香《かぐわ》しい未来」という意味をもった名前を、無事に全《まっと》うできるんじゃないかしら、なんて思えるようになりました。

だから今度は、皆さんの「未来を香り高き」ものにしていきたいの。

私は本気よ！

特別な人でなくてもいいの。
きっと誰でも、なんだってできるはず。
私だって、65歳からトレーニングを始めた、ただのひとりの女性ですもの。

冒頭でもお伝えした通り、私の夢は、世界から「あきらめた」をなくすこと。
まずは、日本から「あきらめた」をなくすために47都道府県をまわろうかしら。
あなたにもきっと会いにいきますよ。

その次は世界の方々を元気づけたいわ。
そのための英話の勉強は、もうスタートしているの。

さあ、あなたとお会いできるその日まで、お互いに元気でいましょうね。

絶対にあきらめちゃ、ダメですよ！

２０２１年12月

滝島未香

監修者より

次の〝タキミカ〟になるのは、あなたです

私が〝瀧島未香さん〟とお会いしたのは約20年前。

そしてパーソナルトレーニングを初めて担当したのは、今から11年前。私が34歳、瀧島さんが79歳のときでした。

当時の私は、大志を抱《いだ》いてフリーランスとして独立したばかり。会社の看板も後ろ盾《だて》もない私の価値を認め、「パーソナルレッスンの生徒の第1号」として手を挙げてくれたのが、彼女でした。

一方、当時の瀧島さんも、今ほど筋肉がついていたわけでもない「普通の65歳の女性」。ですが、全力でトレーニングに励《はげ》み、心と体をメキメキと進化させたのです。

伴走を始めてから8年後。

「〝ひとりの生徒〟にしておくのはもったいない」という思いから、87歳の彼女を「日本最高齢フィットネスインストラクター」として抜擢《ばってき》させてもらいました。

現在に至る〝タキミカさん〟が誕生した瞬間です。

その後、想像を遥《はる》かに超えて、活躍の場を広げているタキミカさん。そんな彼女の姿を見るにつけ、今も、思い出す場面があります。

「もう年だから、あきらめた」

私の父は、晩年によくこの言葉をこぼしていました。

数年前、私の父は71歳の若さで旅立ちました。

命を落とす直接的な引き金は急性心筋梗塞《しんきんこうそく》でした。けれど、本当の原因は「長年の不活動」です。

仕事一筋だった父は、定年退職後に「燃え尽き症候群」となり、自宅にこもるようになりました。

テレビを見るばかりで、散歩に行こうともしない。そんな父に対して、フィットネスの世界に身を置く私は、「体を動かそうよ」とあらゆる働きかけをしました。

けれど、そんなことで運動に興味のない父の心が動くわけはありませんでした。

無理やり入ってもらったフィットネスクラブは、すぐに退会。父のためにと送ったフィットネス器具も大きな〝ガラクタ〟と化し、いつしか処分されていました。

そして「座りっぱなし」の父のふくらはぎには大きな血栓ができ、やがてその血栓が心臓の血管を詰まらせました。


かつては、どうして父を救えなかったのだろう、と自暴自棄《じぼうじき》になる瞬間もありました。でも今のタキミカさんとその生徒さんたちを見て、ようやく気づいたのです。

〝心が動くから、体を動かしたくなるのだ〟と。

そして、もう取り返しのつかないことだと頭ではわかってはいても、何度も考えてしまうのです。

「父が、もしタキミカさんの姿を見たら、なんと言うだろうか。タキミカさんを見れば、心が動き、体も動いたのではないだろうか」と……。

もしかしたら、草葉《くさば》の陰《かげ》からタキミカさんをのぞいて、さっそく運動を始めているかもしれません。そうであることを願っています。

運動が習慣にできなくて困っている人は少なくありません。

そんな方々に、長年フィットネス界を見てきた私から言える、確実なアドバイスがひとつだけあります。

運動が続けられない、頑張れない。そんなときはぜひ、タキミカさんの姿、タキミカさんの言葉を思い出してください。

彼女はレッスン中に、いつもとびきりの笑顔で、生徒さんをこう励まします。

「しんどいときは、できなくてもいいんです。ただ、あきらめちゃダメですよ！」

「1秒でもいいんです！　毎日続けてくださいね！」

できなくてもいい。

毎日続けよう。

ふたつの言葉は、一見矛盾しているように見えますが、タキミカさんが伝えようとしているメッセージの根っこは同じです。

〝楽しんで、続けましょう！〟

楽しむことと、続けることは、必ずセットなのです。

ですから皆さんには、何かあるたびにタキミカさんの姿や、お日様《ひさま》のような笑顔を思い出していただきたいのです。きっと心の中で励ましてもらえるでしょう。

本書は、タキミカ体操の「運動」をご紹介するだけではなく、タキミカさんの生き様を通して「元気であり続ける生き方」をお伝えしてきました。

彼女のポジティブな生き様には、「楽しんで続ける」ヒントが詰まっています。

皆さまの人生のさまざまな瞬間で、本書が何かのお役に立てれば、監修者としてこの上ない喜びです。


最後に。

タキミカさんは「どこにでもいる普通の65歳の女性」でした。

ですから、20年間タキミカさんを見てきた私だけに、言えることがあります。

〝次のタキミカさん〟は、これを読んでくださっている「あなた」です。

2021年12月

中沢智治

Profile

著者　瀧島未香《たきしまみか》

日本最高齢フィットネスインストラクター
1931 年 1 月 15 日品川生まれ。14 歳のときに、玉音放送で終戦を迎える。
銀座のデパートで勤務した後、現在の夫と結婚。2 人の娘を育てる。
娘たちが独立し、専業主婦として気ままに暮らすうちに体重が激増。夫がフィットネスジムの体験会に連れていく。戦時中の「バケツリレー」以来、65 歳にして初めて「運動」を経験すると、体を動かす楽しさに目覚め、毎日ジム通いするように。3 年間で 15 キロ体重を落とし、水泳、マラソン、エアロビクス、フラダンスなど、次々と新しいことにも挑戦。
87 歳でインストラクターとしてデビューすると、「見ているだけで元気になる」と口コミで大きな話題となり、メディアから出演オファーが殺到。『スッキリ』『あさイチ』『徹子の部屋』などに出演し、大反響を呼ぶ。2021 年には、アメリカ・ハーバード大学の授業でも「刺激的！」と称賛される。
「年齢はただの数字」「世界から、あきらめた、をなくす」を合言葉に、恩師・中沢智治氏と開発した「タキミカ体操」を全国に伝える。SNS やオンラインレッスンもできるようにスマホ操作も習得。現在は国際レッスンに向けて英語の特訓中。

監修者　中沢智治《なかざわともはる》

株式会社パワーエイジング代表／タキミカ専属トレーナー
1974 年埼玉県生まれ。大学バレー部でキャプテンとして活躍した後、大手フィットネスクラブ 3 社 8 店舗にて勤務。所属した全店舗で月間集客率トップ 3 に入り、常に整理券が配られるなど、カリスマトレーナーとして顧客から絶大な支持を得る。マネージャーやプログラム開発責任者を歴任し、29 歳で最年少支配人にも抜擢。社長賞等も数々受賞。また、会員数 20 万人のフィットネスグループに所属していたときは、1 年間で 11 本の運動プログラムを開発し、数々のヒット商品を生み出す。
2009 年 5 月に独立し、フィットネスのコンサルタント兼インストラクターとして、10 年間で約 2500 名のインストラクターを育成。
2020 年 11 月、株式会社パワーエイジングを創立。自身のパーソナルトレーニング生徒第 1 号である瀧島未香とともに、「タキミカ体操」をはじめ、100 歳まで力強く歳を重ねる生き方を伝えるべく活動中。

ブックデザイン … 鈴木大輔＋仲條世菜＋江﨑輝海（ソウルデザイン）
スチール撮影 … 福本和洋、シラタニ タカシ
ムービー撮影 … 石井勝次
スタイリング …… 河部菜津子（KiKi）
ヘアメイク …… 中島由起子
校閲 …………… ぷれす
DTP …………… 天龍社
編集協力 ……… 山守麻衣
撮影補助 ……… 栗原つむぎ、杉本耕亮
編集 …………… 三宅隆史

タキミカ体操

日本最高齢インストラクターの「心まで若返る」生き方レッスン

2021年12月15日　初版発行
2022年 1 月 5 日　第3刷発行

著者　瀧島未香
監修者　中沢智治
発行人　植木宣隆
発行所　株式会社サンマーク出版
〒169-0075　東京都新宿区高田馬場 2-16-11
電話　03-5272-3166（代表）
印刷　株式会社暁印刷
製本　株式会社若林製本工場

定価はカバー、帯に表示してあります。
落丁、乱丁本はお取り替えいたします。
ISBN978-4-7631-3964-1　C0036
https://www.sunmark.co.jp/